Denise Fischer

Kognition bei dekompensierter Herzinsuffizienz

Denise Fischer

Kognition bei dekompensierter Herzinsuffizienz

Südwestdeutscher Verlag für Hochschulschriften

Imprint

Any brand names and product names mentioned in this book are subject to trademark, brand or patent protection and are trademarks or registered trademarks of their respective holders. The use of brand names, product names, common names, trade names, product descriptions etc. even without a particular marking in this work is in no way to be construed to mean that such names may be regarded as unrestricted in respect of trademark and brand protection legislation and could thus be used by anyone.

Cover image: www.ingimage.com

Publisher:
Südwestdeutscher Verlag für Hochschulschriften
is a trademark of
Dodo Books Indian Ocean Ltd., member of the OmniScriptum S.R.L Publishing group
str. A.Russo 15, of. 61, Chisinau-2068, Republic of Moldova Europe
Printed at: see last page
ISBN: 978-3-8381-2632-6

Copyright © Denise Fischer
Copyright © 2011 Dodo Books Indian Ocean Ltd., member of the OmniScriptum S.R.L Publishing group

I Inhalt

I Inhalt ....
II Abbildungsverzeichnis ....
III Tabellenverzeichnis ....
1   Zusammenfassung/Abstract 1
2   Einleitung 5
     2.1   Kognition und Herzinsuffizienz 5
     2.2   Mögliche Ursachen der kognitiven Defizite 6
     2.3   Kognition und Alter 9
     2.4   Kognition und Depression 10
     2.5   Veränderung der kognitiven Leistungsfähigkeit nach Rekompensation 12
     2.6   Fragestellung der vorliegenden Studie 13
3   Methode 15
     3.1   Stichprobe 15
     3.2   Experimentelles Design 15
         3.2.1   Experimentalgruppe 17
         3.2.2   Kontrollgruppen 17
     3.3 Kardiale Untersuchungen 20
         3.3.1   Echokardiographie 20
         3.3.2   Elektrokardiographie 20
         3.3.3   Laboruntersuchungen 20
     3.4   Kognitive und psychologische Erhebungsinstrumente 21
         3.4.1   Gedächtnis 21
         3.4.2   Exekutive Funktionen 24
         3.4.3   Verarbeitungsgeschwindigkeit 25
         3.4.4   Fluide Intelligenz 26
         3.4.5   Depressivität und Lebensqualität 27
     3.5   Statistische Analysen 28
4   Ergebnisse 29
     4.1   Demographische und klinische Daten 31

4.2	Kognition und psychologische Parameter bei Dekompensation	34
4.3	Kognition und psychologische Parameter bei Rekompensation	38
4.4	Vergleich rekompensierter und stabiler Herzinsuffizienz	47

5	Diskussion	48
5.1	Ursachen kognitiver Dysfunktionen	48
5.2	Konsequenzen kognitiver Dysfunktion	49
5.3	Konsequenzen für die klinische Praxis	50
5.4	Ausblick	51
5.5	Grenzen der Studie	51
5.6	Zusammenfassung	52
6	Literatur	53

II Abbildungsverzeichnis

Abbildung 1: Kognitive Beeinträchtigungen bei Patienten mit Herzinsuffizienz 7
Abbildung 2: Kognitive Leistungsfähigkeit über die Lebensspanne 10
Abbildung 3: Zahlenspanne Vorwärts Aufgabe (WMS-R) 22
Abbildung 4: Zahlenspanne Rückwärts Aufgabe (WMS-R) 22
Abbildung 5: Zahlensymboltest (WMS-R) 26
Abbildung 6: Raven Matritzentest 27
Abbildung 7: Ergebnisse der Zahlenspanne Vorwärts Aufgabe 37
Abbildung 8: Ergebnisse der Zahlenspanne Rückwärts Aufgabe 38
Abbildung 9: Ergebnisse der Logischen Gedächtnis II Aufgabe 39
Abbildung 10: Ergebnisse des Zahlensymboltests 40
Abbildung 11: Interferenzeffekt (ms) der Stroop Aufgabe 41
Abbildung 12: Ergebnisse des Raven Matritzentests 42
Abbildung 13: Gesamtscore Beck Depressionsinventar 43
Abbildung 14: Gesamtscore Minnesota Living With Heart Failure Fragebogen 44

III Tabellenverzeichnis

Tabelle 1: Übersicht über den Ablauf der Studie 16
Tabelle 2: Ausschlusskriterien der beiden Patientengruppen 19
Tabelle 3: Deskriptive Statistiken der Patienten mit dekompensierter, rekompensierter und stabiler Herzinsuffizienz und der gesunden Kontrollgruppe 30
Tabelle 4: Ergebnisse der kognitiven und psychologischen Testverfahren (Prätest) 34
Tabelle 5: Ergebnisse der kognitiven und psychologischen Testverfahren (Posttest)47

1 Zusammenfassung

Fragestellung: Konzentrations- und Gedächtnisstörungen bei Patienten mit Herz-insuffizienz werden im klinischen Alltag häufig beobachtet. Bisherige Unter-suchungen liefern Hinweise darauf, dass vor allem exekutive Funktionen (Fähigkeiten wie Planen, Problemlösen, Initiieren und Inhibition von Handlungen, Handlungskontrolle) sowie episodische Gedächtnisleistungen bei Patienten mit stabiler chronischer Herzinsuffizienz beeinträchtigt sind. Als Ursache dieser kognitiven Defizite werden das Auftreten von hypotonen Blutdrucksituationen, ein gestörter cerebraler Stoffwechsel als auch cerebrale Infarkte infolge kardialer Embolien diskutiert. Auch beeinflussen das Alter sowie Depressionen das Ausmaß kognitiver Beeinträchtigungen. Eine genaue Analyse und Differenzierung der kognitiven Leistungsfähigkeit bei dekompensierten chronisch herzinsuffizienten Patienten wurde bisher nicht durchgeführt. Ziele der vorliegenden Studie sind die Identifikation betroffener kognitiver Prozesse bei Patienten mit dekompensierter chronischer Herzinsuffizienz sowie die Überprüfung der Veränderung der kognitiven Leistungsfähigkeit nach medikamentöser Rekompensation.

Methoden: Hierzu wurden 20 Patienten mit dekompensierter chronischer Herz-insuffizienz (Alter 60±16Jahre; EF 27±8%; NT-proBNP 10880pg/ml, Interquarti-abstand (IQR) 4495-13683pg/ml) hinsichtlich ihrer kognitiven Leistungsfähigkeit vor und nach medikamentöser Rekompensation mit 20 alters- und geschlechtsparallelisierten Patienten verglichen, bei welchen ebenfalls eine schwere Herzinsuffizienz im klinischen NYHA-Stadium III-IV bekannt ist, die jedoch keine klinischen Zeichen der kardialen Dekompensation aufwiesen (Alter 60±17 Jahre; EF 32±10%, NT-proBNP 1881pg/ml, IQR 323-1502pg/ml). Desweiteren wurden die Untersuchungsergebnisse mit den Resultaten von 20 alters- und geschlechtsgleichen gesunden Kontrollprobanden verglichen (Alter 62±15 Jahre; EF 70±5%; NT-proBNP 89pg/ml, IQR 42-103pg/ml). Die neuropsychologische Diagnostik der Kontroll- und Experimentalgruppe beinhaltete die Messung von Gedächtnisleistungen (Wechsler Memory Scale, WMS-R), exekutiven Funktionen (Farbe-Wort-Interferenz Test), perzeptueller Verarbeitungsgeschwindigkeit (Zahlen-symboltest) und fluider Intelligenz (Raven Matritzentest). Daneben wurde die selbsteingeschätzte Lebensqualität (Minnesota Living With Heart Failure Questionnaire) und Depressivität (Beck Depressionsinventar, BDI) mit erfasst.

Ergebnisse: Die Ergebnisse dieser Arbeit belegen, dass dekompensierte chronische Herzinsuffizienzpatienten signifikant schlechtere Leistungen in Bereichen des Kurzzeitgedächtnisses ($p<0.05$), der exekutiven Kontrolle ($p<0.01$) und der Verarbeitungsgeschwindigkeit ($p<0.05$) im Vergleich zu Patienten mit stabiler Herzinsuffizienz zeigen. Eine medikamentöse Rekompensation führt zu einer signifikanten Verbesserung auf das Niveau stabil chronisch herzinsuffizienter Patienten. Bezüglich episodischer Gedächtnisleistungen, logischem Denken und Depressivität sind beide Patientengruppen in gleicher Weise betroffen.

Diskussion: Aufgrund der prognostischen Relevanz (Arbeitsunfähigkeit, Hospitalisierungs- und Mortalitätsrate) kognitiver Fähigkeiten bei Herzinsuffizienz erscheint es wichtig, kognitive Defizite bei diesen Patienten zu identifizieren, um spezielle Behandlungsmaßnahmen und Betreuungsangebote einzuleiten. In weiteren Studien ist zu klären, inwieweit kognitive Dysfunktionen reversibel sind und inwiefern die Patienten von einer medikamentösen Therapie sowie körperlichem oder kognitivem Training profitieren.

Abstract

Background: Problems with concentration and memory are frequently experienced by patients with chronic heart failure. Previous findings indicate that executive functions (abilities such as planning, problem solving, initiation and inhibition of action and action control), episodic memory, and attention are particularly impaired in patients with stable chronic heart failure. Reduced cerebral blood flow, involving hypotensive blood pressure situations as well as disturbances of the cerebral metabolism have been discussed as possible causes of these cognitive deficiencies. In addition, age as well as depressive tendencies might influence the extent of the neurocognitive impairment. A detailed analysis and differentiation of the cognitive abilities of decompensated patients has not been undertaken. The objective of this study was to identify the affected cognitive processes in patients with decompensated chronic heart failure as well as to examine changes in cognitive ability after recompensation.

Methods: In this study, cognitive performance of 20 patients with decompensated chronic heart failure (Age 60±16years; EF 27±8%; NT-proBNP 10880pg/ml, Interquartiles (IQR) 4495-13683pg/ml) were compared both before and after recompensation with cognitive performance of 20 age and gender matched stable chronic heart failure patients, also in clinical NYHA stage III-IV, but without any signs of cardiac decompensation (Age 60±17 years; EF 32±10%, NT-proBNP 1881pg/ml, IQR 323-1502pg/ml). Furthermore, the results of the examinations were compared with the result of 20 age and gender matched healthy controls (Age 62±15 years; EF 70±5%; NT-proBNP 89pg/ml, IQR 42-103pg/ml). The neuropsychological diagnostics of the control and experimental groups included the measuring of memory performance (Wechsler Memory Scale, WMS-R), executive function (Stroop Test), perceptual speed of processing (Digit Symbol Substitution Test) and fluid intelligence (Raven Standard Progressive Matrices). In addition, the self-perceived quality of life (Minnesota Living With Heart Failure Questionnaire) and depression (Beck Depression Inventory, BDI) were recorded.

Results: The results show that, in comparison to patients with stable chronic heart failure, decompensated patients with chronic heart failure achieve significantly poorer performances in the areas of short term memory ($p<0.05$), executive control ($p<0.01$) and processing speed ($p<0.05$). Recompensation leads to an improvement up to the level of patients with stable chronic heart failure. In respect of episodic memory, logical thinking and depression, both patient groups are affected to the same extent. The finding that patients with stable chronic heart failure perform worse than age and gender matched healthy controls could be replicated in this study.

Discussion: As a result of the prognostic relevance (inability to work, hospitalisation and mortality rate) of the cognition in patients with chronic heart failure, neuropsychological clinical diagnostics deliver important details for daily life activities and might identify individuals deserving special care. Further studies should clarify to what extent drug therapy, physical or cognitive training lead to an improvement of cognition and prognosis in patients with chronic heart failure.

2 Einleitung

2.1 Kognition und Herzinsuffizienz

Aufgrund der immer älter werdenden Bevölkerung und der verbesserten Therapiemöglichkeiten akuter Koronarsyndrome mit einer hohen Zahl von kardial vorgeschädigten Individuen, steigt die Prävalenz und Inzidenz der Herzinsuffizienz. 10-20% der Bevölkerung in Europa im Alter zwischen 70 und 80 Jahren leiden unter einer chronischen Herzinsuffizierz (Dickstein et al, 2008). Ein großes Problem in der Langzeitbehandlung der Herzinsuffizienz stellen die Befolgung der medizinischen Ratschläge zur Lebensführung sowie die Einnahmetreue von Medikamenten (Adhärenz) dar. Nur 20-60% aller Patienten nehmen die ärztlich verordneten Medikamente ein (Dickstein et al, 2008; van der Wal et al, 2005). Psychische Störungen und kognitive Beeinträchtigungen beeinflussen nachweislich die Adhärenz (Heuer et al., 1999; Scheibler, 2004). Eine Verbesserung der psychischen Belastbarkeit und eine verbesserte kognitive Leistungsfähigkeit hat somit weitreichende Konsequenzen: Kognitive Beeinträchtigungen und psychische Belastungen wie Angst und Depression sind assoziiert mit einer verminderten Lebensqualität, einer steigenden Zahl von Krankenhausaufenthalten, Arbeitsunfähigkeitszeiten sowie einer erhöhten Sterblichkeitsrate (Strandberg et al, 2009; Zuccalà et al, 2003). Eine Verbesserung der kognitiven Leistungsfähigkeit kann somit zu einer Verbesserung der Lebensqualität und Kostensenkung führen.

Kognitive Beeinträchtigungen bei Patienten mit Herzinsuffizienz sind vielfach beschrieben. In einigen Studien wurde ein erhöhtes Risiko herzinsuffizienter Patienten diskutiert, eine dementielle Erkrankung zu entwickeln (Cacciatore et al., 1998; Qiu et al., 2006). Vogels et al. (2007) wiesen in ihrer Studie, in die sie stabil chronisch herzinsuffiziente Patienten im NYHA Stadium II-IV und einer eingeschränkten linksventrikulären Pumpfunktion (EF<40%) eingeschlossen haben, Beeinträchtigungen im Hinblick auf exekutive Funktionen, Sprache, Verarbeitungsgeschwindigkeit, Aufmerksamkeit und Gedächtnis nach. Grubb et al. (2003) fanden hingegen keine Unterschiede in Gedächtnisleistungen zwischen Patienten nach Myokardinfarkt und einer mittel- bis hochgradig eingeschränkten Pumpfunktion (EF<40%) und Patienten nach Myokardinfarkt mit einer linksventrikulären Pumpfunktion >50%. In einer – ebenfalls von Vogels et al. (2007) - durchgeführten Metaanalyse von insgesamt 22 Studien aus dem Zeitraum von 1966-2006 wurde der Befund einer verminderten neuropsychologischen Leistungsfähigkeit bestätigt. Almeida et al. (2001) stellten vor allem Dysfunktionen in den Bereichen Aufmerksamkeit, Gedächtnis und

Verarbeitungsgeschwindigkeit heraus. In einer weiteren Metaanalyse von Studien aus dem Zeitraum von 1966-2000 wurden vor allem Beeinträchtigungen herzinsuffizienter Patienten im Hinblick auf Gedächtnisleistungen und Aufmerksamkeit gefunden (Almeida et al., 2001). Zusätzlich scheint die Fähigkeit des Problemlösens beeinträchtigt zu sein (Bennett et al, 2005). Des Weiteren werden in der Literatur eine erhöhte Vergesslichkeit und eine Verlangsamung (längere Reaktionszeiten) bei Patienten mit Herzinsuffizienz beschrieben (Bennet et al, 2003; Clark et al, 2006; Reigel et al, 2002). Durch die erlebten Defizite kann eine weitere sekundäre Beeinträchtigung der Lebensqualität die Folge sein (Bennett et al, 1998). Diese Befunde zeigen, dass sich - mit einer großen individuellen Variabilität - die unterschiedlichen Komponenten kognitiver Funktion verändern oder in unterschiedlichem Ausmaß beeinträchtigt sein können.

Bisherige Untersuchungen haben sich ausschließlich mit Patienten mit stabiler chronischer Herzinsuffizienz beschäftigt. Die Auswirkungen einer Dekompensation auf neuropsychologische Prozesse wurden noch nicht untersucht.

2.2 Mögliche Ursachen der kognitiven Defizite

Die Ursachen der kognitiven Dysfunktion bei Patienten mit chronischer Herzinsuffizienz sind nicht vollständig geklärt. Es gibt jedoch zwei führende Theorien, die das Ausmaß der Beeinträchtigungen zu erklären versuchen. Als Ursache wird zum einen eine verminderte cerebrale Perfusion angenommen (Alves et al., 2005; Bennett et al., 2003; Gruhn et al., 2001; Malloy, 2001; Pullicino et al., 2001; Vogels et al., 2007). Alves et al. (2006) bestätigten in ihrer Metaanalyse mit bildgebenden Verfahren diese Theorie. Single-Photon-Emissionscomputer-tomographie (SPECT) Untersuchungen fanden eine globale Reduktion des cerebralen Blutflusses (CBF) bei herzinsuffizienten Patienten. Neuere SPECT und Positronen – Emissions - Tomographie (PET) Studien wiesen lokale Minder-perfusionen im Bereich des Precunius und posterioren cingulären Gyrus nach. In einer von Alves et al. kürzlich publizierten Studie (2006) wurde vor allem im Bereich des medialen Temporallappens eine Reduktion des cerebralen Blutflusses beschrieben. In der Magnetresonanz-Studie von Vogels et al. (2007) wurde eine negative Korrelation zwischen Gedächtnisleistungen, exekutiven Funktionen, den Leistungen im „Minimental State Examination Test" (Demenz Screening Instrument) und einer medialen Temporallappenatrophie, deren Ursache in einer Minderperfusion liegen kann, nachgewiesen. Zudem zeigte sich ein

Zusammenhang zwischen einer reduzierten cerebrovaskulären Reaktivität, der Schwere der Herzinsuffizienz (New York Heart Assocation, NYHA Klasse) und der Ejektionsfraktion (EF) des Herzens (Georgiadis et al., 2000).

Eine weitere Theorie über die Ätiologie kognitiver Beeinträchtigungen bei Patienten mit Herzinsuffizienz legte den Fokus auf cerebrale Infarkte als Folge kardialer Embolien (Clark AP et al., 2006). Neben Embolien aus Ventrikelaneurysmen und aus den dilatierten Ventrikeln kann insbesondere Vorhofflimmern ein Auslöser eines kardiogen embolischen Schlaganfalls sein.

Die beschriebenen Theorien liefern zwar wichtige Hinweise zur Entstehung und Aufrechterhaltung kognitiver Dysfunktionen bei Herzinsuffizienz, die pathophysiologischen Mechanismen sind jedoch noch nicht vollends geklärt.

Weitere Erklärungsmodelle für die Entstehung und Aufrechterhaltung der kognitiven Beeinträchtigungen bei Herzinsuffizienzpatienten werden in Abbildung 1 zusammengefasst und werden im Folgenden näher erläutert.

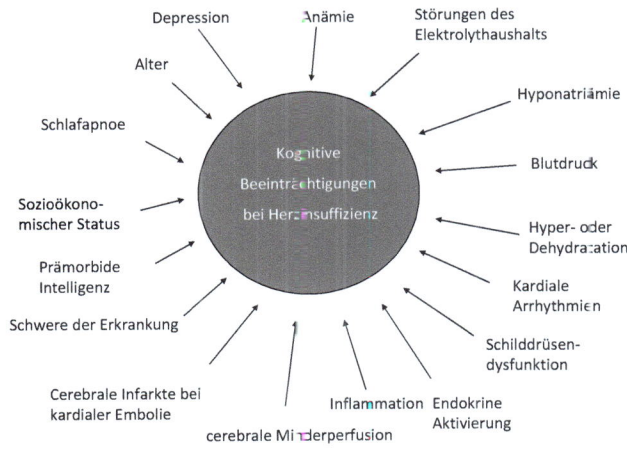

Abbildung 1: Ätiologie kognitiver Beeinträchtigungen bei Patienten mit Herzinsuffizienz

Der Zusammenhang zwischen einer eingeschränkten linksventrikulären Ejektionsfraktion (EF) und kognitiver Leistung bei Herzinsuffizienz wird diskutiert: Almeida et al. (2001) haben hierzu herzinsuffiziente Patienten mit einer EF<45% mit einer Kontrollgruppe (EF>65%) hinsichtlich Verarbeitungsgeschwindigkeit und Aufmerksamkeit verglichen. Patienten mit einer EF<45% zeigten signifikant schlechtere Leistungen in den neuropsychologischen Testverfahren. Die EF korrelierte negativ mit der kognitiven Leistungsfähigkeit. In einem systematischen Überblick wurde die Beziehung zwischen der linksventrikulären Pumpfunktion des Herzens und kognitiver Leistungsfähigkeit jedoch kontrovers diskutiert (Bennett et al., 2003): So fanden manche Autoren keinen Zusammenhang zwischen kognitiver Funktion und der Pumpleistung des Herzens (Schmidt et al., 1991; Zuccalà et al., 2001). Als Ursache dieser divergenten Befunde sahen Bennett et al. zum einen unterschiedliche Erhebungszeiträume zwischen kognitiven Maße und echokardiographischen Untersuchungen und zum anderen vermuteten die Autoren eine möglicherweise nichtlineare Beziehung zwischen Kognition und Ejektionsfraktion. Das bedeutet, dass zwar die verminderte kognitive Leistungsfähigkeit möglicherweise durch eine sehr geringe Pumpleistung (EF<30%) und die gute kognitive Leistungsfähigkeit durch eine hohe Pumpfunktion (EF>65%) erklärt werden kann, das Ausmaß der Beeinflussung mittlerer Pumpfunktionen auf Denkprozesse jedoch unklar bleibt.

Darüber hinaus werden hypotone Blutdrucksituationen als Ursachen kognitiver Dysfunktion beschrieben (Clark et al., 2006). Stanek et al. (2009) dokumentierten in ihrer Studie zum Langzeitverlauf kognitiver Funktionen bei älteren Patienten mit Herzinsuffizienz eine Korrelation zwischen der Veränderung der kognitiven Leistungsfähigkeit und dem mittleren diastolischen Blutdruckwert: ein höherer Blutdruckwert zur Baseline war mit einer Verbesserung der kognitiven Leistungsfähigkeit und Prognose nach 12 Monaten assoziiert.

Sauerstoffmangel bei Schlafapnoe, Schilddrüsendysfunktionen, insbesondere Unterfunktionen, sowie Störungen des Elektrolythaushalts (z.B. Hyponatriämie) gelten als weitere beeinflussende Faktoren kognitiver Dysfunktion bei chronischer Herzinsuffizienz (Clark et al., 2006, Saunamäki et al., 2009). Ebenso wird die Rolle inflammatorischer Prozesse bei kognitiven Einschränkungen diskutiert (Cerejeira et al., 2010).

Neben den umschriebenen möglichen pathophysiologischen Mechanismen spielen auch psychosoziale Faktoren eine Rolle. So wurde in einer Studie von Stringhini et al. (2010) die

Bedeutung des sozioökonomischen Status im Hinblick auf Gesundheitsverhalten und Mortalität diskutiert. Ein niedriger sozioökonomischer Status führt möglicherweise zu einem mangelnden Bildungsgrad, welcher wiederum maßgeblich das Gesundheitsverhalten beeinflusst (Millán-Calenti et al., 2009).

Zusammenfassend ist von einer multifaktoriellen Ätiopathogenese kognitiver Dysfunktionen bei Patienten mit chronischer Herzinsuffizienz auszugehen. Der Einfluss des Alters und der Depression auf kognitive Leistungsfähigkeit wird im Folgenden dargestellt.

2.3 Kognition und Alter

Auch wenn zumeist ältere Menschen an Herzinsuffizienz leiden, findet der Einfluss des Alters auf die kognitive Leistungsfähigkeit bei Patienten mit Herzschwäche bis dato in der Literatur wenig Beachtung. Bisherige Befunde zeigten deutliche altersbedingte Defizite bei gesunden Probanden in verschiedenen Komponenten exekutiver Funktionen wie Interferenzkontrolle und Inhibition eigentlich dominanter Reaktionen (Cepeda et al., 2001; Karbach et al., 2009; Kray et al., 2004; Kray et al., 2008), Gedächtnisleistungen (Brehmer et al., 2007; Park et al., 2006) und Aufmerksamkeitsleistungen (Kramer et al., 2006). Baltes et al. (1998) beschrieben diese Fähigkeiten als Mechanik (*siehe Abbildung 2*). Mechanik umfasst Fähigkeiten wie Wahrnehmungsgeschwindigkeit, Gedächtnis und Argumentierfähigkeit. Diese Fähigkeiten nehmen in der Kindheit mit Ausbildung des neuronalen Netzwerks im Gehirn rapide zu, im höheren Erwachsenenalter nehmen sie wieder ab. Dieser umgekehrt u-förmige Leistungsverlauf über die Lebensspanne zeigt sich jedoch nicht bei kristallinen Intelligenzmaßen wie Kulturwissen und Weisheit (Baltes et al., 1993; Lindenberger, 2000): Hier bleibt die kognitive Funktionsfähigkeit im Alter erhalten (*siehe Abbildung 2*).

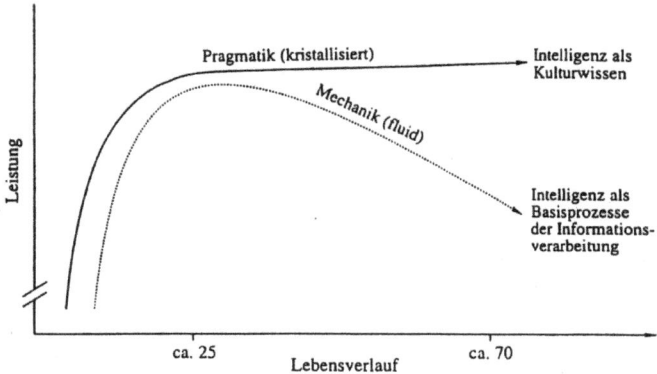

Abbildung 2: Kognitive Leistungsfähigkeit über die Lebensspanne (Baltes et al., 1998)

Bisherige Studien liefern Hinweise darauf, dass die kognitiven Beeinträchtigungen bei älteren Patienten mit Herzinsuffizienz im Bereich der Mechanik – im Vergleich zu gesunden älteren Menschen – deutlich stärker ausgeprägt sind. Auch zeigt sich ein erhöhtes Risiko von älteren Patienten mit Herzinsuffizienz an einer Demenz zu erkranken: So ist das Risiko einer dementiellen Entwicklung bei herzinsuffizienten Patienten im Alter von über 75 Jahren um das 1,8-fache – verglichen mit älteren herzgesunden Menschen – erhöht (Cacciatore et al., 1998; Qiu et al., 2006).

In der vorliegenden Studie wird überprüft, ob es altersbedingte Unterschiede bezüglich verschiedener kognitiver Funktionsbereiche zwischen Patienten mit Herzinsuffizienz und einer altersparallelisierten gesunden Kontrollgruppe gibt.

2.4 Kognition und Depression

Depressive Verstimmungen treten abhängig von der Krankheitssituation und –schwere bei bis zu 50% aller Patienten mit kardialen Erkrankungen auf (Ladwig et al., 2008). Frauen geben im Mittel eine stärkere Symptombelastung an als Männer. Krankheitswertige, klinische relevante depressive Störungen treten in ca. 15-20% aller Patienten mit einer kardialen Erkrankung auf. Jedoch erhöhen bereits leichte depressive Symptome bei Patienten mit Herzerkrankung das Sterblichkeitsrisiko erheblich (Angermann et al., 2007; Barth et al., 2004; Frasure-Smith et al., 2000). Ebenso erhöht eine Depression beim noch Gesunden das Risiko eines koronaren Erstereignisses um mehr als das Doppelte und stellt somit einen ähnlich starken Risikofaktor wie das Rauchen dar (Barth et al., 2004; Ladwig et al., 2008; Rugulies, 2002). In einer randomisierten, kontrollierten, multizentrisch angelegten Studie von Angermann et al. (MOOD-HF) wird derzeit der Einfluss der Gabe von Serotoninwiederaufnahmehemmern (SSRI) auf Mortalität und Stimmung bei herzinsuffizienten Patienten mit einer Major Depression untersucht (ISRCTN.org. Identifier: ISRCTN33128015).

Depressive Symptome gehen zumeist ebenfalls mit kognitiven Einschränkungen einher. Insbesondere klagen depressive Patienten über eine eingeschränkte konzentrative Belastbarkeit, die deutliche Auswirkungen auf Alltag und Berufsleben haben. Bei älteren depressiven Patienten wurden in einer Studie von Lockwood et al. (2002) signifikante Beeinträchtigungen in der Verarbeitungsgeschwindigkeit, im Wechsel zwischen verschiedenen Aufgabenanforderungen, im Problemlösen und der Initiierung neuer Reaktionen aufgezeigt. Stroobant et al. (2008) untersuchten Patienten vor und nach einer Bypass Operation hinsichtlich Depression, Angst und kognitiver Leistungsfähigkeit. Vor dem operativen Eingriff litten 1/3 aller Probanden unter mäßig affektiv-kognitiven Beeinträchtigungen. Patienten mit höheren präoperativen Scores im Bereich der Depression zeigten nach dem Eingriff anhaltende depressive Verstimmungen. Zudem korrelierten Depression und Kognition signifikant. Depressive Verstimmungen scheinen folglich das Ausmaß kognitiver Dysfunktionen negativ zu beeinflussen. Das Auftreten von Ängsten korrelierte jedoch nicht mit der kognitiven Leistungsfähigkeit. Alves et al. (2007) verglichen die kognitive Leistungsfähigkeit von Herzinsuffizienzpatienten mit und ohne depressive Episode mit gesunden Probanden. Beide Patientengruppen zeigten in Maßen der kognitiven Leistung deutlich schlechtere Ergebnisse. Herzinsuffiziente Patienten mit einer Major Depression waren noch in erheblicherem Ausmaß betroffen. Eine antidepressive Medikation bei herzinsuffizienten Patienten mit einer Major Depression verbesserte die kognitive Leistungsfähigkeit auf das Niveau stabil herzinsuffizienter nicht depressiver Patienten. Dieser Befund macht die Relevanz der frühzeitigen Diagnostik und Behandlung depressiver Symptome deutlich.

Aufgrund der geschilderten Wechselwirkungen zwischen Kognition und Depression wurden Patienten mit einer Major Depression aus der vorliegenden Studie ausgeschlossen. Erhoben wurde jedoch das Ausmaß an Depressivität vor und nach medikamentöser Rekompensation.

2.5 Veränderung der kognitiven Leistungsfähigkeit nach Rekompensation

Obwohl eine Reihe von kognitiven Beeinträchtigungen v.a. im Bereich exekutiver Funktionen, Gedächtnisleistungen und perzeptueller Verarbeitungsgeschwindigkeit bei Patienten mit stabiler Herzinsuffizienz auftreten (Fischer et al., 2009; Vogels et al., 2007), liegen wenige Studien zur Veränderung der kognitiven Leistungsfähigkeit nach Intervention vor (Böhm und Kindermann, 2005; Conti et al., 2007). Deshields et al. (1996) haben in ihrer Untersuchung den psychologischen und kognitiven Status vor und nach Herztransplantation erhoben und vor der Transplantation vor allem Beeinträchtigungen im Hinblick auf Gedächtnisleistungen sowie tendenzielle depressive Verstimmungen nachgewiesen. Die 1-Jahres-Nachbeobachtung nach Transplantation ergab eine signifikante Verbesserung der Gedächtnisfunktionen, sowie eine Reduktion depressiver Symptome. In einer PET – Studie von Gruhn et al. (2001) zeigte sich eine signifikante Steigerung der cerebralen Durchblutung (CBF) in einem Monat nach Herztransplantation. Die Autoren vermuteten daher, dass eine deutlich verminderte Herzauswurfleistung bei Patienten mit schwerer Herzinsuffizienz zu einer Minderperfusion im Gehirn führt, die aber reversibel zu sein scheint. In weiteren Untersuchungen konnte gezeigt werden, dass Patienten mit schwerer Herzinsuffizienz nach kardialer Resynchronisationstherapie mittels biventrikulärem Schrittmacher vor allem Verbesserungen in Gedächtnisleistungen und perzeptueller Verarbeitungsgeschwindigkeit sowie eine signifikante Verbesserung der selbst eingeschätzten Lebensqualität aufwiesen (Conti et al., 2007; Dixit et al., 2010).

In der vorliegenden Studie soll die Leistung in verschiedenen kognitiven Funktionsbereichen bei Patienten mit dekompensierter Herzinsuffizienz im klinischen NYHA-Stadium III-IV und deren Veränderung nach medikamentöser Rekompensation untersucht werden.

2.6 Fragestellung der vorliegenden Studie

Bisherige Studien liefern Hinweise darauf, dass Patienten mit stabiler Herzinsuffizienz kognitive Beeinträchtigungen, erhöhte Depressivität und eine verminderte Lebensqualität zeigen (Angermann et al., 2007; Burkart et al., 2006; Clark et al., 2007; Rafanelli et al., 2009; Vogels et al., 2007). Bei dekompensierten herzinsuffizienten Patienten wurden diese Parameter bis dato nicht erhoben.

Das Hauptziel der vorliegender Studie ist die Identifikation betroffener kognitiver Prozesse bei Patienten mit dekompensierter Herzinsuffizienz, sowie die Überprüfung von deren Veränderungen nach medikamentöser Rekompensation. Dabei sollen folgende Fragen behandelt werden:

<u>I Unterscheiden sich die kognitiven, psychischen und körperlichen Untersuchungsergebnisse der dekompensierten Patienten mit chronischer Herzinsuffizienz von denen der stabil chronisch herzinsuffizienten Patienten und gesunden Probanden?</u>

Im Einzelnen wird folgenden Fragestellungen nachgegangen:

    a) Unterscheiden sich Patienten mit dekompensierter chronischer Herzinsuffizienz hinsichtlich ihrer kognitiven Leistungsfähigkeit (Gedächtnis, exekutive Kontrolle, Verarbeitungsgeschwindigkeit und logisches Denken) von stabil herzinsuffizienten Patienten im klinischen NYHA Stadium II-IV und gesunden Probanden?

    b) Unterscheiden sich dekompensierte Patienten von stabil chronisch herzinsuffizienten Patienten und gesunden Probanden hinsichtlich Depressivität und Lebensqualität?

    c) Beeinflussen Alter sowie klinische Parameter der Herzinsuffizienz
    (N-terminales Pro-Brain Natriuretic Peptide (NT-proBNP), C-reaktives Protein
    (CRP), Ejektionsfraktion (EF), das Ausmaß kognitiver Beeinträchtigung?

<u>II Unterscheiden sich dekompensierte chronisch herzinsuffiziente Patienten von stabilen Patienten mit chronischer Herzinsuffizienz und gesunden Probanden im Ausmaß der Veränderung ihrer Leistungsfähigkeit?</u>

Im Einzelnen soll hierbei überprüft werden, ob:

a) eine medikamentöse Therapie zu einer Verbesserung der kognitiven Leistungsfähigkeit und psychischen Befindlichkeit bei dekompensierten herzinsuffizienten Patienten führt.

b) der Leistungszugewinn bei den dekompensierten herzinsuffizienten Patienten nach Rekompensation höher ist als bei den stabilen Patienten mit chronischer Herzinsuffizienz und den Gesunden, die keine Intervention erhalten.

c) sich die Gruppen hinsichtlich Depressivität und Lebensqualität von der ersten zur zweiten Testung unterscheiden.

III <u>Unterscheiden sich dekompensierte herzinsuffiziente Patienten von stabil chronisch herzinsuffizienten Patienten und gesunden Teilnehmern der Studie hinsichtlich Kognition, Depressivität und Lebensqualität nach Rekompensation?</u>

3 Methode

3.1 Stichprobe

Der Erhebungszeitraum von CogImpairHF erstreckte sich von Dezember 2008 bis Dezember 2009. Das Studienprotokoll wurde durch die Ethikkommission der Ärztekammer des Saarlandes genehmigt und das Studiendesign vorab bei Clinical Trials veröffentlicht [clinicaltrials.gov Identifier: NCT00837889]. Alle teilnehmenden Probanden unterschrieben vor Beginn der Studie eine Einverständniserklärung und gaben Deutsch als ihre Muttersprache an. Insgesamt wurden 253 Probanden für die vorliegende Studie gescreent. Die Einschlusskriterien wurden von 70 Probanden erfüllt. Zehn Patienten mussten allerdings nach dem Einschluss aufgrund von Protokollverletzungen (n=2), Tod (n=3), Demenz (n=1), unerwartetem kardiochirurgischen Eingriff (n=3) und Anfallsleiden (N=1) wieder ausgeschlossen werden. In die effektive Stichprobe gingen schließlich Datensätze von 60 Patienten ein: 20 Patienten mit dekompensierter chronischer Herzinsuffizienz, 20 alters- und geschlechtsparallelisierte stabil chronisch herzinsuffiziente Patienten (NYHA III-IV) und 20 alters- und geschlechtsparallelisierte gesunde Probanden.

3.2 Experimentelles Design

Zur Untersuchung der Wirksamkeit der medizinischen Intervention in der Experimentalgruppe wurde ein sog. "Prätest – Treatment – Posttest Design" angewendet. Der Behandlungserfolg wurde gemessen als Leistungszugewinn im Posttest relativ zu den Leistungen im Prätest, daher umfassten beide Messzeitpunkte identische Aufgaben und Tests (vgl. Tabelle 1). Die Leistung der Patienten mit dekompensierter Herzinsuffizienz wurde hierbei verglichen mit den Leistungen der Patienten mit stabiler chronischer Herzinsuffizienz ohne Anzeichen der kardialen Dekompensation seit mindestens 3 Monaten (Kontrollgruppe 1) und gesunden Probanden (Kontrollgruppe 2). Um Übungseffekte zu kontrollieren, unterzogen sich beide Kontrollgruppen ebenfalls zweimal der kognitiven Testung.

Tabelle 1: Übersicht über den Ablauf der Studie

Prätest	Treatment	Posttest
Kognitive Testverfahren		**Kognitive Testverfahren**
Gedächtnis:	**Experimental-gruppe**	*Gedächtnis:*
→ Kurzzeitgedächtnis	Patienten mit	→ Kurzzeitgedächtnis
(Zahlenspanne vorwärts, WMS-R*)	dekompensierter	(Zahlenspanne vorwärts, WMS-R*)
→ Arbeitsgedächtnis	chronischer	→ Arbeitsgedächtnis
(Zahlenspanne rückwärts, WMS-R)	Herzinsuffizienz	(Zahlenspanne rückwärts, WMS-R)
→ Episodisches Gedächtnis	→ Behandlung:	→ Episodisches Gedächtnis
(Logisches Gedächtnis II, WMS-R)	Rekompensation	(Logisches Gedächtnis II, WMS-R)
Exekutive Kontrolle		*Exekutive Kontrolle*
→ Inhibition: Interferenzeffekt		→ Inhibition: Interferenzeffekt
(Farbe Wort Interferenz Test)		(Farbe Wort Interferenz Test)
Geschwindigkeit:	**Kontrollgruppe 1:**	*Geschwindigkeit:*
→ Verarbeitungsgeschwindigkeit	Geschlecht- und	→Verarbeitungsgeschwindigkeit
(Zahlensymboltest, WMS-R) *Intelligenz:*	altersparallelisierte	(Zahlensymboltest, WMS-R) *Intelligenz:*
→ Fluide Intelligenz	Patienten mit stabiler	→ Fluide Intelligenz
(Raven Matrizentest)	chronischer	(Raven Matrizentest)
Klinische Parameter	Herzinsuffizienz	**Klinische Parameter**
Depression:	→ keine Behandlung	*Depression:*
→ Beck Depressionsinventar II		→ Beck Depressionsinventar II
Lebensqualität (nur Patienten)		*Lebensqualität (nur Patienten)*
→ Minnesota Living With Heart Failure	**Kontrollgruppe 2:** Geschlecht- und	→ Minnesota Living With Heart Failure
Kardiale Untersuchungen	altersparallelisierte	*Kardiale Untersuchungen*
→ Elektrokardiographie	gesunde	→ Elektrokardiographie
→ Echokardiographie	Kontrollgruppe	→ Echokardiographie
→ Labor	→ keine Behandlung	→ Labor
Demographische Information		**Demenzscreening**
→ strukturiertes Interview		→ Demtect Test*

*WMS-R = Wechsler Memory Scale-Revised; Demtect Test = Demenz-Detektionstest

3.2.1 Experimentalgruppe

Patienten mit dekompensierter chronischer Herzinsuffizienz wurden über die Notaufnahme sowie die Intensivstation des Universitätsklinikums des Saarlandes, Klinik für Innere Medizin III, rekrutiert. Zwanzig Patienten mit dekompensierter chronischer Herzinsuffizienz im klinischen NYHA Stadium III-IV auf dem Boden einer ischämischen (n=9) oder dilatativen (n=11) Kardiomyopathie mit eingeschränkter linksventrikulärer Pumpfunktion (EF $\leq$ 45%) wurden nach dem Screening in die Studie eingeschlossen. Als Zeichen der Dekompensation galten Beinödeme, ein positiver Jugularvenenpuls, Ascites und/oder radiologisch nachgewiesene pulmonalvenöse Stauungszeichen. Alle Patienten litten an einer symptomatischen chronischen Herzinsuffizienz seit mindestens 3 Monaten und wurden leitliniengerecht behandelt (Dickstein et al., 2008). Die erste kognitive Testung erfolgte spätestens 48 Stunden nach Aufnahme, der Posttest nach erfolgreicher Rekompensation. Die medikamentöse Rekompensation erfolgte mittels i.v. Diuretika, Vasodilatatoren sowie positiv inotrop wirksamen Substanzen wie Katecholaminen oder Levosimendan. Eine erfolgreiche Rekompensation wurde definiert als das Fehlen jeglicher Anzeichen einer Dekompensation nach dem Urteil des behandelnden Arztes sowie nach vollständigem Ausschleichen der intravenösen Medikation.

Nach erfolgter Eingangsdiagnostik (körperliche Untersuchung, Elektrokardiographie, Echokardiographie und Blutentnahme, inklusive NT-proBNP Bestimmung) und Überprüfung der Ein- und Ausschlusskriterien (siehe Tabelle 2) wurden die Patienten im Hinblick auf ihre kognitive Leistungsfähigkeit untersucht (Prätest). Zudem wurden die Patienten gebeten, ihre Lebensqualität und Depressivität einzuschätzen. Nach erfolgter medikamentöser Rekompensation wurden erneut die beschriebenen Testverfahren im Rahmen eines Posttests zur Überprüfung der medizinischen Intervention durchgeführt. Zusätzlich wurde in der zweiten Sitzung ein Demenz Screening Instrument (Demtect; Kessler et al., 2000) angewandt. Ein Patient wurde aufgrund eines dringenden Demenzverdachts von der weiteren Untersuchung ausgeschlossen.

3.2.2 Kontrollgruppen

Kontrollgruppe 1: In die Kontrollgruppe 1 wurden 20 Patienten eingeschlossen, bei denen ebenfalls eine chronische Herzinsuffizienz im klinischen NYHA-Stadium III-IV auf dem Boden einer ischämischen (n=8) oder dilatativen (n=12) Kardiomyopathie mit eingeschränkter systolischer Pumpfunktion (EF $\leq$ 45%) bekannt ist. Im Gegensatz zu Patienten der Experimentalgruppe befanden sich diese Personen jedoch seit mindestens 3 Monaten in einem stabilen Zustand ohne klinische Zeichen der kardialen Dekompensation. Rekrutiert wurden die Patienten über die Herzinsuffizienzambulanz sowie die kardiologischen Stationen des Universitätsklinikums des Saarlandes. Nach Überprüfung der Ein- und Ausschlusskriterien (siehe Tabelle 2) wurde bei diesen alters- und geschlechtsparallelisierten Patienten der Kontrollgruppe 1 ebenfalls zum Zeitpunkt des Einschlusses sowie zum Zeitpunkt der zweiten Testung neben der neuropsychologischen Diagnostik eine körperliche Untersuchung (Elektro-kardiographie, Echokardiographie und Blutentnahme, inklusive NT-proBNP Bestimmung) durchgeführt. Der Zeitpunkt der zweiten Testung wurde angepasst an die jeweilige Rekompensationszeit des zugeordneten Patienten der Experimentalgruppe (14±7 Tage). Auch in dieser Patientengruppe wurde der Demtect als Screeningverfahren zur dementiellen Abklärung verwendet.

Kontrollgruppe 2: Bei den Teilnehmern der Kontrollgruppe 2 handelt es sich um 20 gesunde Personen. Sie wurden über die Versuchspersonendatenbank der Universität des Saarlandes, Abteilung Entwicklungspsychologie rekrutiert. Versuchspersonen mit bekannter Herzerkrankung bzw. bekannten endogenen oder exogenen Psychosen wurden aus der Studie ausgeschlossen (siehe Tabelle 2). Die alters- und geschlechtsparallelisierte gesunde Kontrollgruppe durchlief ebenso die kognitiven Testverfahren und körperlichen Untersuchungen im Prä- und Posttest Design – jedoch ohne Intervention. Der Zeitpunkt der zweiten Testung (d.h. das Intervall zwischen Prätest und Posttest) wurde – analog zur Kontrollgruppe 1 - angepasst an die jeweilige Rekompensationszeit des zugeordneten dekompensierten Patienten (14 ±7 Tage). Die gesunden Personen wurden – wie die stabilen und dekompensierten chronisch herzinsuffizienten Patienten – zum Ausschluss einer Demenz mit dem Demtect untersucht.

Tabelle 2: Ausschlusskriterien der beiden Patientengruppen

Einschlusskriterien	Ausschlusskriterien
Experimentalgruppe: Patienten mit dekompensierter Herzinsuffizienz auf dem Boden einer ischämischen oder dilatativen Kardiomyopathie Eingeschränkte linksventrikuläre Pumpfunktion (EF $\leq$ 45%) Zeichen der Dekompensation: Beinödeme, positiver Jugularvenenpuls, Ascites und/oder radiologisch nachgewiesene pulmonal-venöse Stauungszeichen Einschluss spätestens 48h nach Aufnahme	Erkrankungen aus dem Formenkreis der exogenen und endogenen Psychosen Patienten mit einer klinisch relevanten Major Depression Fortgeschrittene dementielle Entwicklung (Testergebnis im Demenz Detektionstest (Demtect) < 8 Punkte) Versorgung durch ein Assist-Device-System Reanimation (<3 Monate) Akute und fortgeschrittene Niereninsuffizienz (KDOQI Klasse IV und V) Leberzirrhose
Kontrollgruppe 1: Herzinsuffizienz im klinischen NYHA-Stadium III-IV auf dem Boden einer ischämischen oder dilatativen Kardiomyopathie mit eingeschränkter systolischer Pumpfunktion (EF $\leq$ 45%) stabiler Zustand ohne klinische Zeichen der kardialen Dekompensation seit mindestens 3 Monaten	

3.3 Kardiale Untersuchungen

3.3.1 Echokardiographie

Bei allen Probanden wurde eine Echokardiographie nach den Kriterien der American Society of Echocardiography (ASE) mit zweidimensionaler Echokardiographie, M-Mode, Doppler- und Farbdoppleruntersuchung (Henry et al., 1980) zur Charakterisierung der Herzgröße, des Herzmuskels und des Perikards, der systolischen und diastolischen Funktion sowie der Funktion der Herzklappen durchgeführt. Verwendet wurden in dieser Studie der linksventrikuläre enddiastolische Durchmesser (LVDD) sowie die linksventrikuläre Pumpfunktion („Fractional Shortening" (FS) und Ejektionsfraktion (EF)).

3.3.2 Elektrokardiographie

In der vorliegenden Studie wurde eine elektrokardiographische Untersuchung (EKG) mittels konventionellem 12-Kanal EKG zur Bestimmung der Herzfrequenz und des Herzrhythmus durchgeführt. Für die Diagnostik von Herzrhythmusstörungen wie Extrasystolen und Störungen der Erregungsleitung und -ausbreitung (z. B. AV-Block und Schenkelblock) ist das EKG ebenso unverzichtbar wie zur Erkennung eines Herzinfarktes.

3.3.3 Laboruntersuchungen

Bevor sich die beiden Patientengruppen wie auch die gesunden Probanden der kognitiven Testung unterzogen, wurden bei allen Teilnehmern klinisch chemische Laborparameter, inklusive Elektrolyte, Nierenretentionsparameter, Transaminasen, C-reaktives Protein (CRP), Blutbild und N-terminales Brain Natriuretic Peptide (NT-proBNP) bestimmt. Das Brain Natriuretic Peptide (BNP) ist ein Hormon, das bei Dilatation und Hypertrophie vermehrt exprimiert wird. Seine Eigenschaft ist vornehmlich eine Vor- und Nachlastsenkung. Zusätzlich wirkt es in den Nieren, wo es die Natrium- (*natriuretisch*) und die Harnausscheidung (*diuretisch*) fördert. Die Höhe der BNP-Konzentration im Blut korreliert gut mit dem Schweregrad einer Herzleistungsschwäche. Es ist somit ein Biomarker für den Grad und die Prognoseabschätzung der Herzinsuffizienz.

3.4 Kognitive und psychologische Erhebungsinstrumente

Die kognitive Testbatterie (Tabelle 1) umfasste verschiedene Gedächtnis-subsysteme, exekutive Kontrolle, Verarbeitungsgeschwindigkeit und ein Maß zur Erfassung von fluiden Intelligenzleistungen. Im Folgenden werden die einzelnen Konstrukte erläutert sowie die in der vorliegenden Studie eingesetzten Erhebungsinstrumente beschrieben.

3.4.1 Gedächtnis

Verschiedene Aspekte von Gedächtnisfunktionen wurden mit Hilfe der revidierten Fassung der Wechsler-Memory-Scale erhoben (Spreen und Strauss, 1998; Wechsler, 1987, 2006). Unter Lernen und Gedächtnis versteht man die Fähigkeit, sich neue Information anzueignen und über eine Zeit hinweg aufrechtzuerhalten (Gazzaniga et al., 2002). Genauer untersucht wurden in der Arbeit verbale Kurzzeit- und Arbeitsgedächtnisleistungen sowie episodische Gedächtnisleistungen. Es folgt ein Überblick über die verwendeten Testverfahren.

<u>Zahlenspanne vorwärts:</u>
Die „Zahlenspanne Vorwärts - Aufgabe" ist ein Maß für verbale Kurzzeit-gedächtnisleistungen (vgl. Abbildung 3). Die Anforderung an dieses Gedächtnissubsystem beinhaltet die kurzfristige Aufrechterhaltung von Information. Der Versuchsleiter spricht Zahlensequenzen (bestehend aus den Zahlen von 1-9) im 1-Sekunden-Takt vor. Die Aufgabe der Versuchsperson besteht darin, die vorgesprochene Zahlenfolge zu wiederholen. Die Sequenzlänge wird sukzessive von einer Länge von drei bis zu einer Länge von acht aufeinander folgenden Zahlen gesteigert. Wenn zwei von drei Items einer Sequenzlänge nicht korrekt wiederholt werden konnten, galt dies als Abbruchkriterium. Der Score errechnet sich aus der Anzahl richtig wiederholter Sequenzen. Maximal können 12 Punkte erreicht werden.

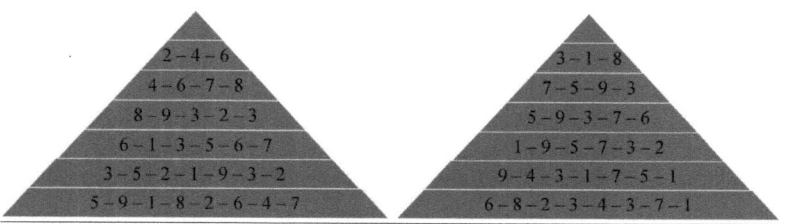

Abbildung 3: Zahlenspanne Vorwärts Aufgabe (Wechsler Memory Scale-Revised (WMS-R), Wechsler, 1986)

Zahlenspanne rückwärts:

Hierbei handelt es sich um einen Test zur Erfassung der verbalen Arbeitsgedächtnisspanne. Das Arbeitsgedächtnis wird definiert als ein System mit begrenzter Kapazität für die temporäre Aufrechterhaltung von Information (Baddeley, 1992). Das Arbeitsgedächtnis ist immer dann involviert, wenn eine Person bestimmte Informationen aufrechterhalten muss, um später eine Handlung auszuführen. Der Versuchsleiter spricht bei der „Zahlenspanne Rückwärts - Aufgabe" Zahlensequenzen (bestehend aus Zahlen von 1-9) im 1-Sekunden-Takt vor. Die Aufgabe der Versuchsperson besteht darin, die vorgesprochene Zahlenfolge in der umgekehrten Reihenfolge zu wiederholen. Die Sequenzlänge wird sukzessive von einer Länge von zwei bis zu einer Länge von sieben aufeinander folgenden Zahlen gesteigert (vgl. Abbildung 4). Der Test wird abgebrochen, wenn zwei von drei Items einer Sequenzlänge nicht korrekt wiederholt werden können. Die abhängige Variable ist die Anzahl richtig wiederholter Sequenzen ab einer Länge von zwei Zahlen.

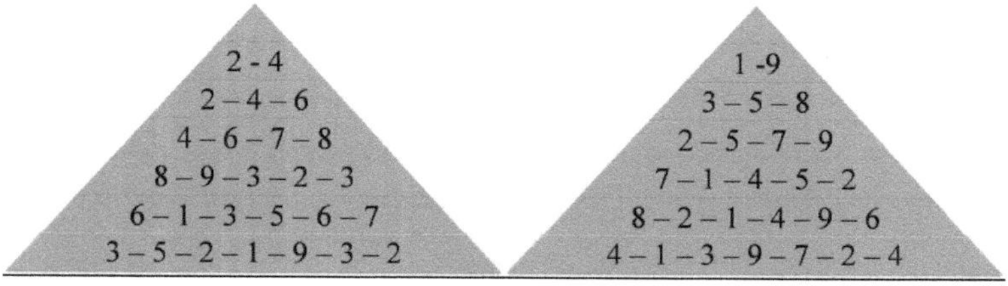

Abbildung 4: Zahlenspanne Rückwärts Aufgabe (Wechsler Memory Scale - Revised (WMS-R), Wechsler, 1986)

Logisches Gedächtnis I und II:

In einem ersten Aufgabenteil wurde dem Probanden eine Geschichte vorgelesen und eine unmittelbare im Anschluss stattfindende verbale Reproduktion gefordert. Dieser erste Aufgabenteil des unmittelbaren Recalls beinhaltet verbale Kurzzeitgedächtnisleistungen. Für jede Sinneinheit wird 1 Punkt vergeben, sodass der Proband maximal 25 Punkte erreichen kann. Die Geschichte lautet wie folgt:

„Anna / Schmidt/ aus einem Hamburger/ Vorort,/ die als Putzfrau/in einer Werks-/ kantine/ arbeitete,/ meldete/ auf dem Polizei-/ präsidium,/ dass man / sie in der Nacht zuvor/ auf der Schlossstraße /überfallen/ und um 86 Mark/ beraubt hatte./ Sie hatte 4 kleine Kinder,/ die Miete war fällig,/ und sie hatte seit 2 Tagen/ nichts gegessen./ Die Polizisten / waren von der Geschichte der Frau gerührt/ und machten eine Sammlung/ für sie."

Im zweiten Aufgabenteil wurden die Probanden nach ca. 60 Minuten erneut nach der Geschichte gefragt und gebeten, diese möglichst genau zu schildern. In der Zwischenzeit fand eine Ablenkung durch weitere Testverfahren statt. Der sogenannte verzögerte Recall ist ein Maß für episodische Gedächtnisleistungen: Das episodische Gedächtnis stellt eine Subkomponente des Langzeitgedächtnisses dar. Auf der zu erinnernden Information basierend werden zwei Typen des Langzeitgedächtnisses unterschieden: Das semantische Gedächtnis umfasst das Wissen über Fakten und generelle Aspekte der Welt. Demgegenüber steht das episodische Gedächtnis, welches den Abruf vergangener Erfahrungen erfordert, die in einer bestimmten Situation zu einem bestimmten Zeitpunkt gebildet wurden (Markowitsch und Welzer, 2005; Tulving, 1985). Die Prozesse des episodischen Gedächtnisses sind verantwortlich für das Enkodieren, Speichern und Abrufen von spezifischen Ereignissen und Episoden, die Menschen in ihrem Leben erfahren haben.

3.4.2 Exekutive Funktionen

Es gibt keine einheitliche Definition des Terminus exekutive Funktion oder kognitive Kontrolle. Es handelt sich bei exekutiven Funktionen um höhere kognitive Prozesse, die untergeordnete Prozesse organisieren, um Verhalten zu regulieren. Exekutive Funktionen sind dann effizient, wenn ein Individuum sich an ständig wechselnde Umweltbedingungen anpassen kann (Baddeley, 1992, 1996; Smith und Jonides, 1999). Smith und Jonides (1999) haben eine Taxonomie verschiedener Subkomponenten exekutiver Funktionen vorgeschlagen: 1) Aufmerksamkeit und Inhibition, 2) Aufgabenmanagement, 3) Planen von Aufgabensequenzen, 4) Monitoring, und 5) Arbeitsgedächtnisfunktionen.

Farbe Wort Interferenz Test:

In der vorliegenden Studie wurde der Farbe-Wort-Interferenztest in der Version von Günther Bäumler (1985) verwendet. Die Aufgabe ist ein Maß für Aufmerksamkeit und Inhibition, d.h. die Fähigkeit, Aufmerksamkeit auf sich ständig wechselnde Anforderungen zu richten und bereits habituierte, dominante Reaktionen zu unterdrücken. Dieses Maß der selektiven Aufmerksamkeit und kognitiven Flexibilität wurde erstmals durch Stroop (1935) entwickelt. Die Aufgabe der Probanden bestand darin, drei unterschiedliche Anforderungen zu bewältigen:

Kongruente Bedingung:

Hier ist ein schnelles und genaues Lesen von Farbwörtern gefordert. Beispiel

ROT   GELB   BLAU   GRÜN

Der eigentlichen Aufgabe – bestehend aus 48 Wörtern - vorgeschaltet ist ein Übungsdurchgang mit 15 Wörtern.

Neutrale Bedingung:

In diesem Fall sollen Farben benannt werden. Beispiel:

Auch hier ist der eigentlichen Aufgabe – bestehend aus 48 Farbstrichen – ein Übungsdurchgang mit 15 Items vorgeschaltet.

Inkongruente Bedingung:

Die Aufgabe besteht darin, die Farbe des Wortes zu benennen. Schwierig daran ist, dass Farbe und Wort stets unterschiedlich sind und somit die eigentlich dominante Reaktion – das Wort vorzulesen – unterdrückt werden muss. Beispiel:

ROT   GELB   BLAU   GRÜN

Abhängige Variablen:

Gemessen werden sowohl die Geschwindigkeit des Vorlesens (sec) als auch die Anzahl der begangenen Fehler. Hierbei wird zwischen drei unterschiedlichen Fehlertypen differenziert: Auslassungen, Verbesserungen und tatsächlich begangenen Fehlern. Die Fähigkeit, dominante Reaktionen zu unterdrücken wird mit Hilfe des Interferenzeffekts (sec) bestimmt. Dieser errechnet sich aus der Differenz zwischen dem Vorlesen inkongruenter Farbwörter und dem Benennen der Farben der neutralen Bedingung.

3.4.3 Verarbeitungsgeschwindigkeit

Diese Fähigkeit wird dann abverlangt, wenn wir schnell auf umgebende Reize reagieren müssen. Eingesetzt wurde die adaptierte Version des Zahlensymboltests von Wechsler (1982) zur Messung der Wahrnehmungs- und Verarbeitungsgeschwindigkeit (vgl. Abbildung 5). Das Testblatt besteht aus vorgegebenen neun Symbolen mit zugeordneten Zahlen. Darunter sind 100 Zahlen ohne die korrespondierenden Symbole angeordnet. Die Probanden werden instruiert, innerhalb von 90 Sekunden so viele Symbole wie möglich in die entsprechenden Kästchen einzutragen. Gemessen wird die Anzahl korrekter Symbole nach 90 Sekunden.

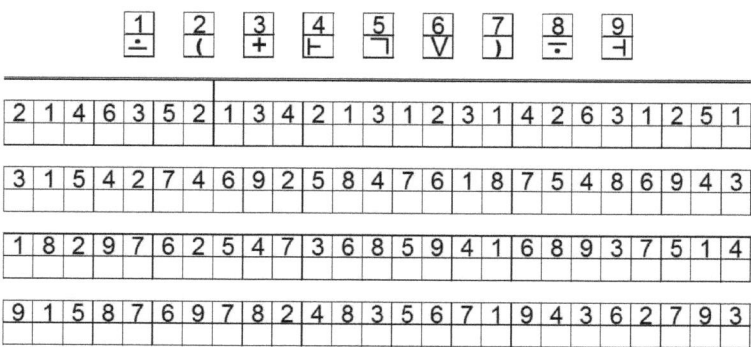

Abbildung 5: Zahlensymboltest (Wechsler, 1986)

3.4.4 Fluide Intelligenz

Fluide Intelligenz beinhaltet Basisprozesse wie Geschwindigkeit, Genauigkeit und Koordination ebenso wie schlussfolgerndes Denken (Baltes et al., 1998). In der vorliegenden Studie wurde den Probanden der Raven Matrizen Test (Heller, 1996; Raven, 1988) vorgelegt. Die Items bestehen aus einem Muster von 8 Schwarz-Weiß-Figuren, die in einer 3x3 Matrix angeordnet sind. Jeweils ein Muster fehlt (vergleiche Abbildung 6). Die Figuren reichen von einfachen geometrischen Formen bis hin zu komplexen Mustern. Die Probanden wurden instruiert, aus 8 darunter liegenden Figuren unterhalb der Matrix eines auszuwählen, welches das obige Muster am besten vervollständigt. Nach einem Übungsdurchgang mit drei Items werden die Versuchspersonen gebeten innerhalb von 6 Minuten 12 Items mit wachsender Schwierigkeitsstufe zu bearbeiten. Gemessen wurde die Anzahl richtig gelöster Items.

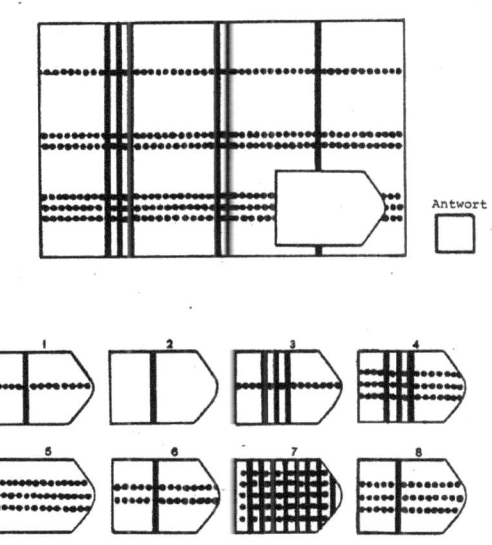

Abbildung 6: Raven Matritzentest (Raven, 1996)

3.4.5 Depressivität und Lebensqualität

Neben Maßen der kognitiven Leistungsfähigkeit wurde aufgrund der bekannten Wechselwirkungen zwischen Depressivität und Kognition sowie der hohen prognostischen Relevanz die Depressivität miterfasst. Patienten mit einer Major Depression wurden von der weiteren Untersuchung ausgeschlossen. Um auf einer dimensionalen Ebene das Ausmaß der Depressivität beschreiben zu können, wurde das Beck Depressions Inventar(BDI II) (Hautzinger et al., 2006) eingesetzt. Zur Messung der gesundheitsbezogenen Lebensqualität herzinsuffizienter Patienten wurde der Minnessota Living with Heart Failure Fragebogen verwendet (Rector et al., 1987, 2005).

3.5 Statistische Analysen

Die Daten wurden mit Hilfe PASW Statistics 18 und Statistica 7.0 für Windows ausgewertet. Ein Vergleich kategorialer Variablen (Geschlecht, kardiovaskuläre Risikofaktoren, NYHA-Klasse, Krankheitsgeschichte) erfolgte mit Hilfe von Chi Quadrat Tests (Kruskal Wallis Tests). Um Gruppenunterschiede zu überprüfen, kamen varianzanalytische Verfahren (ANOVA) mit dem Zwischensubjektfaktor Gruppe (dekompensierte chronisch herzinsuffiziente Patienten, stabile chronisch herzinsuffiziente Patienten und gesunde Probanden) zum Einsatz. Mittels post-hoc Scheffé Analysen wurden Gruppenunterschiede hinsichtlich der verschiedenen kognitiven Leistungsanforderungen, Depressivität und Lebensqualität evaluiert. Zudem wurde der Einfluss von Alter, Ejektionsfraktion, CRP und NT-proBNP im Hinblick auf die kognitive Leistungsfähigkeit überprüft. Hierzu wurden zunächst korrelative Statistiken berechnet, schließlich gingen die Variablen als Kovariaten in die Varianzanalysen ein. In einem zweiten Schritt wurde eine Varianzanalyse mit Messwiederholung mit Gruppe als Zwischensubjektfaktor (dekompensierte chronisch herzinsuffiziente Patienten, stabil chronisch herzinsuffiziente Patienten und gesunde Probanden) und Sitzung als Innersubjektfaktor (Prätest und Posttest) gerechnet. Scheffé posthoc Analysen wurden eingesetzt, um die Leistungsfähigkeit in den Gruppen sowie die Interaktion zwischen Gruppe und Sitzung näher zu untersuchen. Regressionsanalytische Verfahren wurden herangezogen, um den prädiktiven Wert von Kognition und klinischen Parametern im Hinblick auf die Rehospitalisierungsrate und Sterblichkeit zu überprüfen.

4 Ergebnisse

4.1 Demographische und klinische Daten

Die endgültige Stichprobe bestand aus 60 Teilnehmern. Relevante klinische Parameter sowie demographische Variablen sind in Tabelle 3 zusammengefasst. Um die Repräsentativität der Stichprobe zu gewährleisten und um mögliche Effekte auszuschließen, die durch das Alter oder Geschlecht moduliert werden, wurden die Gruppen alters- (p=0.97) und geschlechtsparallelisiert (p=1.00). Das mittlere Alter aller teilnehmenden Probanden betrug 61 Jahre (Range 25-82 Jahre). An der Studie nahmen 75% Männer und 25% Frauen teil. Die linksventrikuläre Ejektionsfraktion war in beiden Patientengruppen schwer eingeschränkt (Experimentalgruppe: EF 27±8% und Kontrollgruppe 1: 32±10%). NT-proBNP Plasma Konzentrationen waren signifikant höher bei Patienten mit dekompensierter chronischer Herzinsuffizienz (NT-proBNP 10880pg/ml, Interquartilabstand (IQR) 4495-13683pg/ml) verglichen mit stabilen herzinsuffizienten Patienten (NT-proBNP 1881pg/ml, IQR 323-1502pg/ml) und gesunden Probanden. Alle gesunden Teilnehmer der Studie hatten eine normale linksventrikuläre Pumpfunktion und einen normalen NT-proBNP Wert im Plasma. Es zeigten sich keine Unterschiede hinsichtlich kardiovaskulärer Risikofaktoren zwischen beiden Patientengruppen, ausgenommen einer statistisch bedeutsam höheren Prävalenz von Vorhofflimmern in der Experimentalgruppe sowie signifikant erhöhter CRP-Werte der dekompensierten herzinsuffizienten Patienten.

Tabelle 3: Deskriptive Statistiken der Patienten mit dekompensierter, rekompensierter und stabiler Herzinsuffizienz und der gesunden Kontrollgruppe

Gruppe Variable	Dekompensierte HI* A (n=20)	Kompensierte HI B (n=20)	p A vs. B	Stabile HI C (n=20)	p vs. A	p vs. B	Kontrolle D (n=20)	p vs. A	p vs. B	p vs. C
Alter -Jahre	60.4 ±16.4	60.4 ±16.4	0.38	60.6±16.6	0.98	0.08	61.6±15.4	0.82		0.85
Geschlecht - Anzahl (%)	15 (75)	15 (75)	0.54	15 (75)			15 (75)			
NYHA Klasse - Anzahl (%)										
III	15 (75)	20 (100)		20 (100)						
IV	5 (25)	0(0)		0(0)						
Ejektionsfraktion EF - %	27±8	28±10	0.68	32±10	0.05	0.24	70±5	<0.0001	<0.0001	<0.0001
LVEDD* - mm	68±14	69±14	0.53	65±10	0.25	0.14	49±4	<0.0001	<0.0001	<0.0001
Body-mass-index	27±4	25±5	0.17	28±6	0.38	0.50	27±4	0.96	0.42	0.41
Blutdruck - mmHg										
Systolisch	117±20	115±18	<0.01	124±22	0.22	0.22	137±22	<0.01	<0.0001	<0.05
Diastolisch	70±17	73±14	0.13	74±6	0.60	0.81	84±13	<0.01	<0.01	<0.05
Herzfrequenz - Schläge/min	77±13	72±12	0.31	72±10	0.32	<0.01	76±14	0.86	0.32	0.41

Labor

NT-proBNP* - pg/ml	10880 (4495-13683)	5791 (1825-6238)	<0.01	1881 (323-1502)	<0.0001	0.46	89 (42-103)	<0.001	<0.0001	0.40
Hämoglobin - g/dl	12.4±2.3	12.8±2.3	0.07	12.9±2.2	0.50	0.99	13.6±3.1	0.15	0.33	0.39
Hämatokrit - %	37.9±6.9	38.7±6.5	<0.01	39.8±4.0	0.25	<0.01	42.0±3.1	<0.05	<0.05	0.29
CRP* - mg/dl	44.4±39.0	18.9±22.1	0.17	5.9±8.4	<0.001	0.23	1.6±1.0	<0.001	<0.0001	0.59
Natrium - mmol/l	139.1±3.1	137.2±4.8	0.18	138.7±4.0	0.72	0.74	141.3±3.2	0.06	<0.01	<0.05
Kalium - mmol/l	4.1±0.5	4.3±0.5	0.29	4.3±0.4	0.30	0.92	4.1±0.3	0.91	0.22	0.35
GFR* - ml/min	49.3±17.1	55.4±25.1	0.28	55.7±26.6	0.89	0.95	83.3±9.0	<0.001	<0.01	<0.001
GOT* - U/l	58.6±87.9	36.2±20.8	0.48	33.4±18.5	0.15	0.70	27.5±7.8	0.09	0.28	0.75
GPT* - U/l	65.2±117.1	37.6±27.7		31.7±22.9	0.22	0.23	25.3±9.0	0.10	0.35	0.79
Kreatinin - mg/dl	1.5±0.5	2.0±2.6		1.4±0.6			0.9±0.2	<0.0001	<0.05	<0.01

Demenz Screening*

Demtect	12.5±2.7			14.1±2.0	<0.05		16.3±1.7		<0.0001	<0.01

Gruppe	Dekompensierte HI A (n=20)	Kompensierte HI B (n=20)	p vs. A	Stabile HI C (n=20)	p vs. A	p vs. B	Kontrolle D (n=20)	p vs. A	p vs. B	p vs. C
Variable										
Anzahl (%)										
Rauchen	2 (10)			2(10)	1.00		3(15)	0.40		1.00
Hypertonie	10 (50)			11(55)	0.75		6(30)	0.20		0.11
Diabetes	4 (20)			2(10)	0.38		2(10)	0.36		1.00
Hyperlipidämie	7 (35)			9(45)	0.52		0(0)	<0.01		<0.001
Koronare Herzkrankheit	8 (40)			9(45)	0.75		0(0)	<0.01		<0.001
Vorhofflimmern	11 (55)			4(20)	<0.05		0(0)	<0.001		<0.01
Myokardinfarkt	4 (20)			7(35)	0.29		0(0)	<0.05		<0.01
Schlaganfall	3 (15)			1(5)	0.30		0(0)	0.08		0.32
Reanimation	0 (0)			2(10)	0.15		0(0)	1.00		0.15
Schrittmacher	8 (40)			7(35)	0.75		0(0)	<0.01		<0.01
AICD	4 (20)			7(35)	0.29		0(0)	<0.05		<0.01
Medikation bei Einschluss - Anzahl (%)										
β-Blocker	14 (70)	19 (95)	<0.05	18 (90)	0.14	0.65	6 (30)	<0.01	<0.0001	<0.0001
ACE⁺-Hemmer	14 (70)	19 (95)	0.06	17 (85)	0.17	0.21	0 (0)	<0.0001	<0.0001	<0.0001
Diuretika	16 (80)	20 (100)	<0.05	15 (75)	0.65	<0.01	0 (0)	<0.0001	<0.0001	<0.0001
Aldosteronantagonisten	10 (50)	18 (90)	<0.01	13 (65)	0.23	<0.05	0 (0)	<0.0001	<0.0001	<0.0001
Digoxin	3 (15)	3 (15)	1.00	1 (5)	0.21	0.21	0 (0)	0.06	0.06	0.53
Statine	6 (30)	10 (50)	0.10	10 (50)	0.12	1.00	0 (0)	<0.05	<0.0001	<0.0001

* Mean±SD; LVEDD = leftventricular enddiastolic diameter, BNP = brain natriuretic peptide, CRP = C-reactive protein, GFR = estimated glomerular filtration rate - ml/min/1.73m² of body-surface area, GOT =Glutamat-Oxalacetat-Transaminase, GPT = Glutamat-Pyruvat-Transaminase, Demtect (Demenz Detektionstest, Kessler et al. 2000)

Die Ergebnisdarstellung wird entlang der Hypothesen erfolgen: So werden zunächst die Ergebnisse der Gruppenvergleiche der Prätests (I), dann die Unterschiede im Leistungszugewinn vom Prä- zum Posttest zwischen den einzelnen Gruppen (II), schließlich die Ergebnisse der Gruppenvergleiche der Posttests (III) dargestellt.

4.2 Kognition und psychologische Parameter bei dekompensierter Herzinsuffizienz

I Unterscheiden sich die kognitiven und psychischen Untersuchungsergebnisse der dekompensierten herzinsuffizienten Patienten von alters- und geschlechtsparallelisierten stabil chronisch herzinsuffizienten Patienten und gesunden Probanden?

a) Kognitive Leistungsfähigkeit in den Gruppen
Gedächtnis:
Kurzzeitgedächtnisleistungen wurden mit Hilfe der Zahlenspanne-Vorwärts-Aufgabe (Wechsler, 1987) gemessen. Die Ergebnisse einer univariaten Varianzanalyse zeigen signifikante Gruppenunterschiede ($F(2,57)=12,79$, $p<0.0001$). Die dekompensierten herzinsuffizienten Patienten zeigen signifikant schlechtere Leistungen im Vergleich zu den stabil herzinsuffizienten Patienten ($p<0.05$) und Gesunden ($p<0.0001$).
In Arbeitsgedächtnisleistungen unterscheiden sich die drei Gruppen ebenfalls signifikant voneinander ($F(2,57)=18,58$, $p<0.0001$). Posthoc Analysen der Zahlenspanne-Rückwärts-Aufgabe belegen die hochgradig eingeschränkte kognitive Funktionsfähigkeit der dekompensierten Patienten verglichen mit Patienten mit stabiler Herzinsuffizienz ($p<0.05$) und einer gesunden Kontrollgruppe ($p<0.05$). Episodische Gedächtnisleistungen sind bei herzinsuffizienten Patienten ebenfalls erheblich beeinträchtigt ($F(2,57)=26,12$, $p<0.0001$). Im Gegensatz zu den Befunden im Kurzzeit- und Arbeitsgedächtnis, unterscheiden sich die beiden Patientengruppen hinsichtlich episodischer Gedächtnisleistungen nicht voneinander ($p = 0.27$). Beide Patientengruppen sind im Vergleich zu gesunden Probanden in gleicher Weise betroffen ($p<0.001$).

Verarbeitungsgeschwindigkeit:
Bei der Verarbeitungsgeschwindigkeit – gemessen mit Hilfe des Zahlensymboltests – wird ein signifikanter Gruppeneffekt deutlich ($F(2,56)=24,602$, $p<0.001$). Post-hoc Vergleiche belegen, dass dekompensierte Patienten mit chronischer Herzinsuffizienz erheblich schlechtere Leistungen bei der schnellen Verarbeitung von Information zeigen als stabil herzinsuffiziente Patienten ($p<0.05$). Gesunde Probanden sind in ihrer Verarbeitung signifikant schneller als beide Patientengruppen ($p<0.001$).

Exekutive Kontrolle:
Der Farbe-Wort-Interferenztest wurde eingesetzt, um Aufmerksamkeit und Inhibition zu messen. Die Varianzanalyse zeigt einen signifikanten Gruppeneffekt hinsichtlich der zusätzlichen Zeit, die benötigt wird, um die dominante Reaktion zu inhibieren und die relevante Reaktion zu initiieren (Interferenzeffekt) ($F(2,57)=8,169$, $p<0.001$). Dekompensierte Patienten sind im Vergleich zu stabil herzinsuffizienten Patienten ($p<0.01$) als auch gesunden Probanden in erheblichem Ausmaß in dieser Fähigkeit eingeschränkt ($p<0.0001$). In der Gesamtzahl der produzierten Fehler wird - bei einer signifikant höheren Fehlerzahl in der Gruppe der dekompensierten herzinsuffizienten Patienten ($p<0.05$) - ebenso ein Gruppeneffekt deutlich ($F(2,56)=7,536$, $p<0.001$).

Fluide Intelligenz:
Im Raven Matrizentest wird der Gruppeneffekt ebenfalls signifikant ($F(2,57)=7,65$, $p<0.001$). Post-hoc Analysen zeigen keinen Unterschied zwischen den beiden Patientengruppen ($p=0.27$), jedoch zeigen die Gesunden eine deutlich bessere Aufgabenbewältigung als die dekompensierten ($p<0.001$) und die stabil herzinsuffizienten Patienten ($p<0.001$).

Die Ergebnisse hinsichtlich der kognitiven Leistungsfähigkeit aller Gruppen sind in Tabelle 4 zusammengefasst.

Tabelle 4: Ergebnisse der kognitiven und psychologischen Testverfahren der Patienten mit dekompensierter Herzinsuffizienz, mit stabiler chronischer Herzinsuffizienz und der gesunden Kontrollgruppe im Prätest

Gruppe Variable	Dekompensierte HI A (n=20)	Stabile HI B (n=20)	p AvsB	Kontrolle C (n=20)	p AvsC	p BvsC
Gedächtnis						
Logisches Gedächtnis II	8.45 (4.55)	10.35 (2.89)	0.27	16.45 (3.33)	< 0.0001	< 0.0001
Zahlenspanne-Vorwärts	6.65 (1.95)	8.30 (2.03)	<0.05	9.65 (2.22)	< 0.0001	0.08
Zahlenspanne-Rückwärts	4.50 (2.04)	6.20 (1.91)	<0.05	8.50 (2.28)	< 0.0001	<0.01
Verarbeitungsgeschwindigkeit						
Zahlensymboltest	28.53 (12.27)	37.50 (9.87)	<0.05	52 (14.23)	< 0.0001	< 0.0001
Exekutive Kontrolle						
Stroop Aufgabe: Interferenzeffekt (ms)	61.43 (37.04)	32.70 (19.83)	<0.01	22.59 (11.90)	< 0.0001	0.47
Stroop Aufgabe: Fehler	4.40 (4.22)	1.90 (2.29)	<0.05	0.84 (3.27)	<0.01	0.54
Fluide Intelligenz						
Raven Matritzentest (SPM)	6.35 (2.28)	6.75 (2.10)	0.84	8.80 (1.99)	<0.01	<0.01
Depression						
Beck Depressionsinventar (BDI)	11.05 (4.90)	10.30 (6.94)	0.90	4.30 (3.06)	<0.001	<0.01
Lebensqualität						
Minnesota Living With Heart Failure Questionnaire	48.74 (16.43)	30.40(16.88)	< 0.001	/		

P-Werte der univariaten Varianzanalysen

b) Depressivität und Lebensqualität in den Gruppen

Depressivität: Das Ergebnis einer univariaten Varianzanalyse mit der abhängigen Variable Depressivität ergibt einen signifikanten Gruppeneffekt (F(57,2)=10,07, p<0.001). In der post-hoc Analyse zeigt sich kein Unterschied zwischen dekompensierten und stabilen Patienten mit Herzinsuffizienz (p=0.90). Beide Patientengruppen sind in gleicher Weise betroffen und haben ein deutlich erhöhtes Ausmaß an Depressivität verglichen mit der gesunden Kontrollgruppe (p<0.01).

Lebensqualität: Beim Vergleich von dekompensierten mit stabil herzinsuffizienten Patienten wird deutlich, dass sich die Dekompensierten signifikant mehr in ihrer Lebensqualität beeinträchtigt fühlen (F(1,37)=11,80, p<0.01) (siehe Tabelle 4).

c) Einfluss von Alter und klinischer Parameter auf kognitive Leistungsfähigkeit

Um einen Zusammenhang zwischen kognitiver Leistungsfähigkeit und klinischen Variablen zu überprüfen, wurden Korrelationsmaße berechnet. Es zeigte sich hierbei ein hochsignifikanter Zusammenhang zwischen der linksventrikulären Pumpfunktion des Herzens (EF) und der generellen kognitiven Leistungsfähigkeit (p<0.01). NT-proBNP korrelierte signifikant mit Arbeitsgedächtnisleistungen (p<0.0001) und episodischen Gedächtnisleistungen (p<0.01), Verarbeitungs-geschwindigkeit p<0.05) und exekutiver Kontrolle (p<0.05). Eine signifikante Korrelation zwischen CRP und Gedächtnisleistungen (p<0.05) sowie Verarbeitungsgeschwindigkeit (p<0.01) und exekutiver Kontrolle (p<0.001) konnte ebenfalls nachgewiesen werden.

In einem nächsten Schritt wurde der Einfluss von Alter und klinischen Variablen auf die Leistungen der Gruppen im Prätest überprüft. Hierzu wurden Alter, Ejektionsfraktion, CRP und NT-proBNP als Kovariaten in den Varianzanalysen mit berücksichtigt. Mit Ausnahme des Kurzzeitgedächtnisses (p=0.36) hat das Alter einen signifikanten Effekt auf episodische- und Arbeitsgedächtnisleistungen, exekutive Kontrolle, Verarbeitungsgeschwindigkeit und fluide Intelligenz (p<0.05). Dieser Effekt ist unabhängig von den drei Gruppen. Die linksventrikuläre Funktion – gemessen an der EF - ist mit der Verarbeitungsgeschwindigkeit (F(1,55=4,51, p<0.0001) und logischem Denken (F(1,56)=5,20, p<0.05) assoziiert. Die Gruppenunterschiede konnten dadurch jedoch ebenfalls nicht erklärt werden. Gedächtnisleistungen und exekutive Kontrolle hängen nicht unmittelbar von der Funktion des Herzens ab. Werden NT-proBNP und CRP als Kovariaten in die Analysen mit eingerechnet, so zeigt sich kein direkter Einfluss auf die Aufgabenperformanz in den Gruppen.

4.3 Kognition und psychologische Parameter bei dekompensierter Herzinsuffizienz nach Rekompensation

II Unterscheiden sich die dekompensierten chronisch herzinsuffizienten Patienten nach Rekompensation von stabil chronisch herzinsuffizienten Patienten und gesunden Probanden im Ausmaß der Veränderung ihrer Leistungsfähigkeit?

a und b) Kognitive Leistungsfähigkeit in den einzelnen Gruppen und Sitzungen

Ein weiteres Hauptziel der Studie war die Überprüfung der Veränderung kognitiver Leistungsfähigkeit nach medikamentöser Rekompensation. Der Behandlungserfolg wurde hierbei als Leistungszugewinn im Posttest relativ zu den Leistungen im Prätest gemessen. Um zu überprüfen, ob sich die einzelnen Gruppen hinsichtlich ihrer kognitiven Leistungsfähigkeit im Prä- und Posttest unterscheiden, wurde eine Varianzanalyse mit Messwiederholung über beide Sitzungen (Sitzung als Innersubjektfaktor) und Gruppen (Gruppe als Zwischensubjektfaktor) gerechnet. Scheffé posthoc Analysen wurden eingesetzt, um die Unterschiede im Leistungszugewinn zwischen den Gruppen vom Prä- zum Posttest (=Interaktionen) zu spezifizieren.

Gedächtnis:

In der *Zahlenspanne-Vorwärts-Aufgabe* zeigt sich eine Veränderung der kognitiven Leistungsfähigkeit vom Prä- zum Posttest (Sitzungseffekt) ($F(1,57)=5{,}708$, $p<0.05$). Die signifikante Interaktion zwischen Sitzung und Gruppe ($F(2,57)=3{,}927$, $p<0.05$) belegt, dass die einzelnen Gruppen unterschiedlich von einer zweiten Testung profitieren. Posthoc Analysen zeigen, dass dekompensierte herzinsuffiziente Patienten nach medikamentöser Rekompensation im Posttest einen deutlich höheren Leistungszugewinn aufweisen ($p<0.05$) als stabile Patienten mit Herzinsuffizienz und gesunde Probanden (vgl. Abbildung 7).

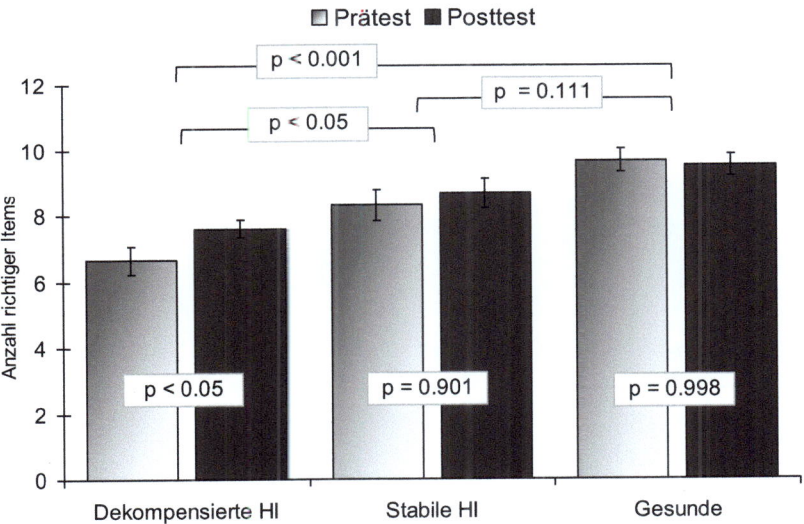

Abbildung 7: Anzahl der erinnerten Items in der Zahlenspanne-Vorwärts-Aufgabe für die dekompensierten und stabilen herzinsuffizienten Patienten sowie die Gesunden jeweils für Prä- und Posttest. Die Balken zeigen Standardfehler.

Der Sitzungseffekt für die *Zahlenspanne-Rückwärts-Aufgabe* als Maß für Arbeitsgedächtnisleistungen wird signifikant (F(1,57)=8,45, p<0.01) (vgl. Abbildung 8). Es zeigt sich jedoch kein signifikanter Unterschied im Leistungszugewinn vom Prä- zum Posttest zwischen den einzelnen Gruppen (p=0.16). Dekompensierte herzinsuffiziente Patienten unterscheiden sich nach Rekompensation nicht von stabil herzinsuffizienten Patienten im Leistungszugewinn (p=0.10). Beide Patientengruppen zeigen deutlich schlechtere Arbeitsgedächtnisleistungen sowohl bei der ersten als auch bei der zweiten Testung als die gesunde Kontrollgruppe (p<0.001).

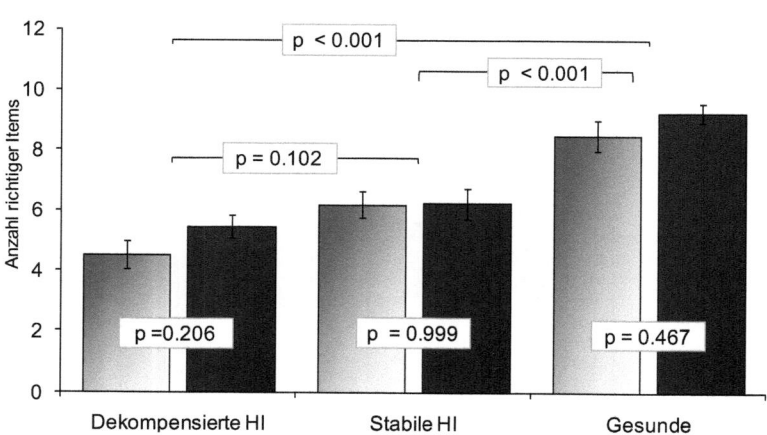

Abbildung 8: Anzahl der erinnerten Items in der Zahlenspanne-Rückwärts-Aufgabe für die dekompensierten und stabilen herzinsuffizienten Patienten sowie die Gesunden jeweils für Prä- und Posttest. Die Balken zeigen Standardfehler.

Episodische Gedächtnisleistungen wurden mit Hilfe des *Logischen Gedächtnis II* aus der Wechsler Memory Scale-Revised (Wechsler, 1987) gemessen. Der Effekt zwischen Prä- und Posttest wird hochsignifikant ($F(1,56)=57.39$, $p<0.001$). Beide Patientengruppen – aber nicht die gesunden Probanden ($p=0.13$) – zeigen signifikante Leistungszugewinne vom Prä- zum Posttest ($p <0.001$) (vgl. Abbildung 9).

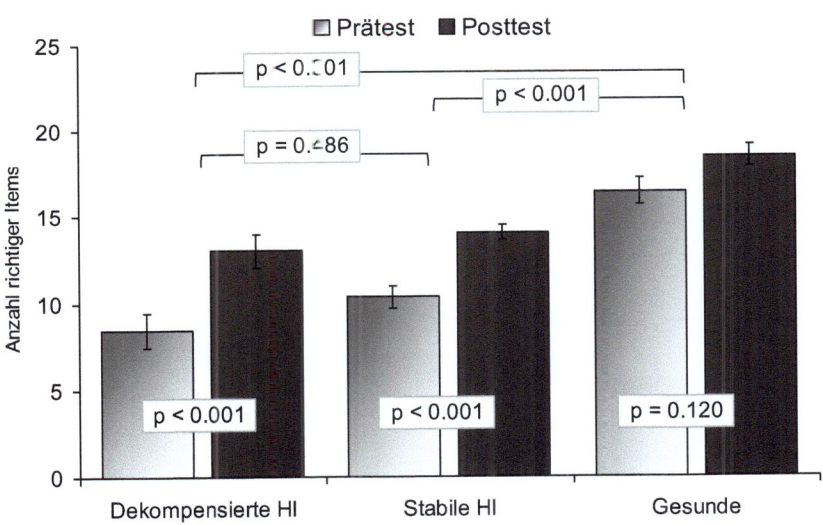

Abbildung 9: Anzahl richtig erinnerter Items der Logischen Gedächtnis II Aufgabe für die dekompensierten und stabil herzinsuffizienten Patienten sowie die Gesunden jeweils für Prä- und Posttest. Die Balken zeigen Standardfehler.

Verarbeitungsgeschwindigkeit:

Im *Zahlensymboltest* wird der Sitzungseffekt über die Experimental- und Kontrollgruppen signifikant (F(1,56)=34,28, p<0.001). Die Ergebnisse einer Scheffé post-hoc Analyse weisen darauf hin, dass Patienten mit dekompensierter als auch mit stabiler chronischer Herzinsuffizienz erheblich schlechtere Ergebnisse im Prä- und Posttest aufweisen als Gesunde (p<0.001). Der Leistungszugewinn vom Prä- zum Posttest ist zwischen dekompensierten und stabilen herzinsuffizienten Patienten sowie gesunden Probanden unterschiedlich (F(2,56)=8.97, p<0.001). Durch die Rekompensation zeigen dekompensierte Patienten signifikant bessere Leistungen (p<0.001). Die stabil herzinsuffizienten Patienten und gesunden Personen profitieren nicht von einer Testwiederholung (p=0.94 und p=0.41) (vgl. Abbildung 10).

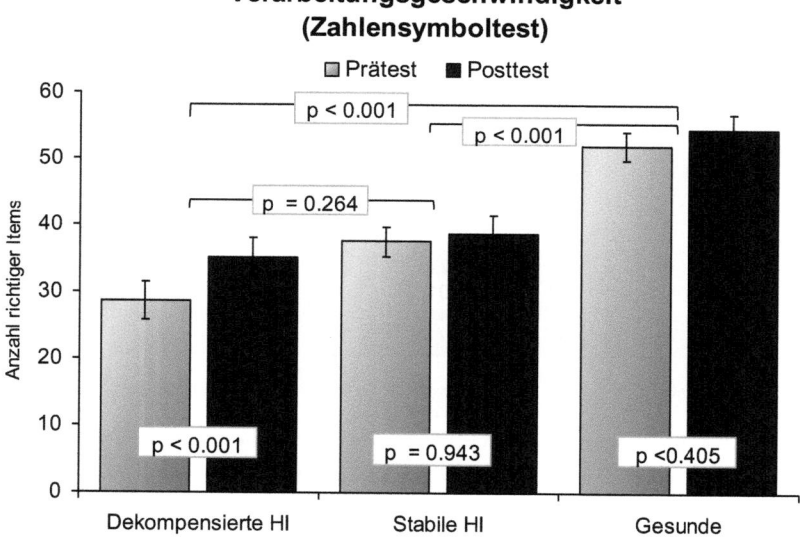

Abbildung 10: Anzahl richtiger Items des Zahlensymboltests für dekompensierten und stabilen herzinsuffizienten Patienten sowie die Gesunden jeweils für Prä- und Posttest. Die Balken zeigen Standardfehler.

Exekutive Kontrolle:

Interferenzeffekt (ms): Bei dieser Aufgabenanforderung zeigt sich ein signifikanter Unterschied im Prä- und Posttest zwischen der Gruppen (F(1,56)=12,25, p<0.01): Dekompensierte Patienten haben insgesamt eine schlechtere Interferenzkontrolle als stabil herzinsuffiziente Patienten (p<0.01) und gesunde Personen p<0.01). Der Leistungszugewinn vom Prä- zum Posttest ist in den Gruppen unterschiedlich (F(2,55)=4,61, p<0.01). Ausschließlich die dekompensierten Patienten zeigen nach Rekompensation eine signifikante Besserung ihrer exekutiven Kontrollfähigkeit (p<0.001) (vgl. Abbildung 11).

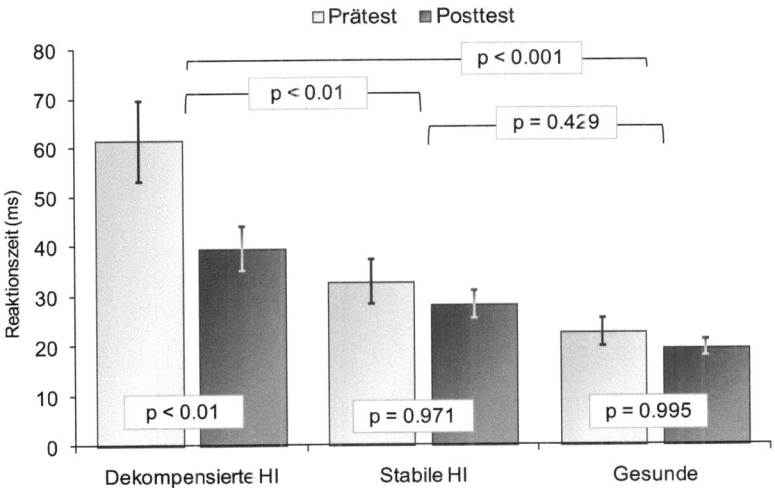

Abbildung 11: Interferenzeffekt (ms) der Stroop Aufgabe für die dekompensierten und stabil herzinsuffizienten Patienten sowie die gesunden Probanden jeweils für Prä- und Posttest. Die Balken zeigen Standardfehler.

Anzahl der Fehler: Hinsichtlich der insgesamt produzierten Fehler zeigen sich signifikante Unterschiede vom Prä- zum Posttest zwischen den Gruppen (F1,56)=5,33, p<0.05). Dekompensierte produzieren signifikant mehr Fehler als stabile Patienten mit Herzinsuffizienz und gesunde Teilnehmer der Studie (p<0.01).

Fluide Intelligenz:

Beim Intergruppenvergleich des logisch schlussfolgernden Denkens wird der Sitzungseffekt statistisch signifikant (F(1,57)=8,05, p<0.01). Post-hoc Scheffé Analysen machen deutlich, dass sich die beiden Patientengruppen über die Sitzungen hinweg nicht voneinander unterscheiden (p=0.99). Eine Differenz allerdings ergibt sich bei beiden Patientengruppen im Vergleich zur gesunden Kontrollgruppe (p<0.01) (vgl. Abbildung 12).

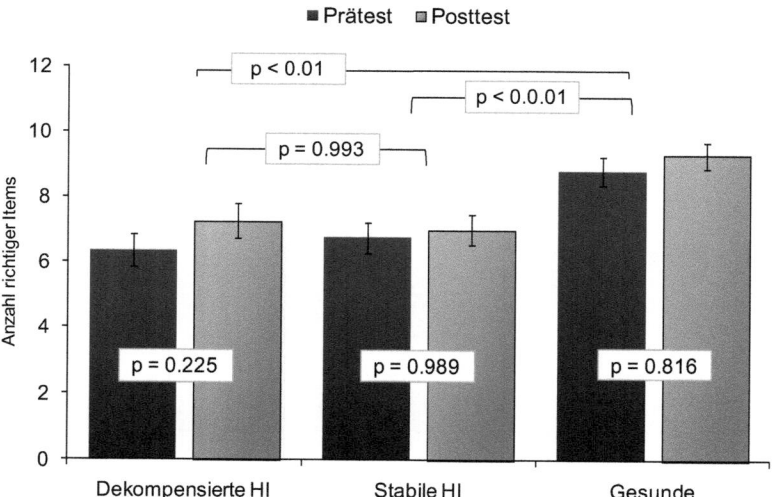

Abbildung 12: Anzahl richtiger Antworten des Raven Matritzentests für die dekompensierten und stabil herzinsuffizienten Patienten und gesunden Probanden jeweils für Prä- und Posttest. Die Balken zeigen Standardfehler.

c) Depressivität und Lebensqualität in den Gruppen

Depressivität: Die Gruppen unterscheiden sich über beide Sitzungen hinweg bezüglich des Gesamtscores im Beck Depressionsinventar statistisch bedeutsam (F(57,2)=10,07, p<0.001): Gesunde Probanden zeigen signifikant niedrigere Gesamtwerte im Depressionsfragebogen als beide Patientengruppen (p<0.01). Im Posttest zeigt sich ausschließlich bei den dekompensierten herzinsuffizienten Patienten durch die Rekompensation eine tendenzielle Verbesserung der depressiven Verstimmung (p=0.08). (vgl. Abbildung 13).

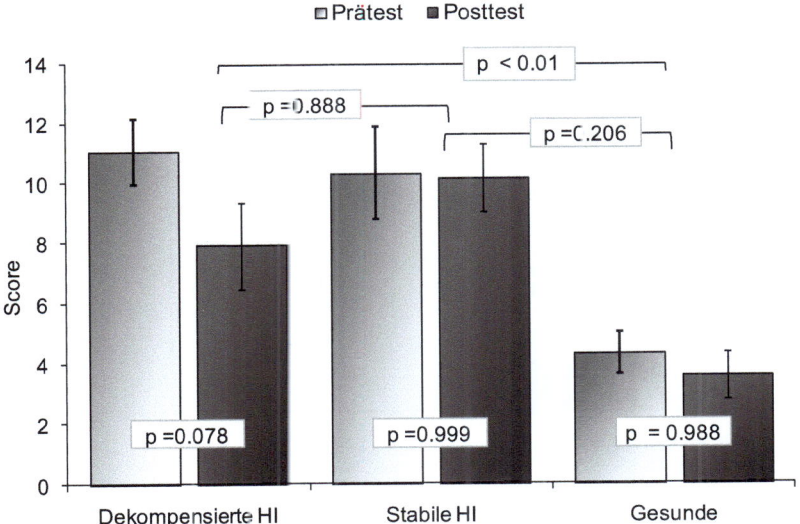

Abbildung 13: Gesamtscore des Beck Depressionsinventars für die Experimentalgruppe, Kontrollgruppe 1 und Kontrollgruppe 2 jeweils für Prä- und Posttest. Die Balken zeigen Standardfehler.

Lebensqualität: Hinsichtlich der Lebensqualität zeigte sich ein signifikanter Gruppeneffekt (F(1,36)=5.62, p<0.05): Dekompensierte herzinsuffiziente Patienten fühlen sich erheblich mehr in ihrer Lebensqualität beeinträchtigt als stabil herzinsuffiziente Patienten. Zudem wird der Sitzungseffekt (F(1,36)=17.76, p<0.0001) wie auch die Interaktion zwischen Gruppe und Sitzung (F(1,36)=8.55, p<0.01) signifikant: Nur die dekompensierten herzinsuffizienten Patienten zeigen durch die Rekompensation Verbesserung (p<0.001). Bei den stabilen herzinsuffizienten Patienten ergeben sich keine Unterschiede von der ersten zur zweiten Testung (vgl. Abbildung 14).

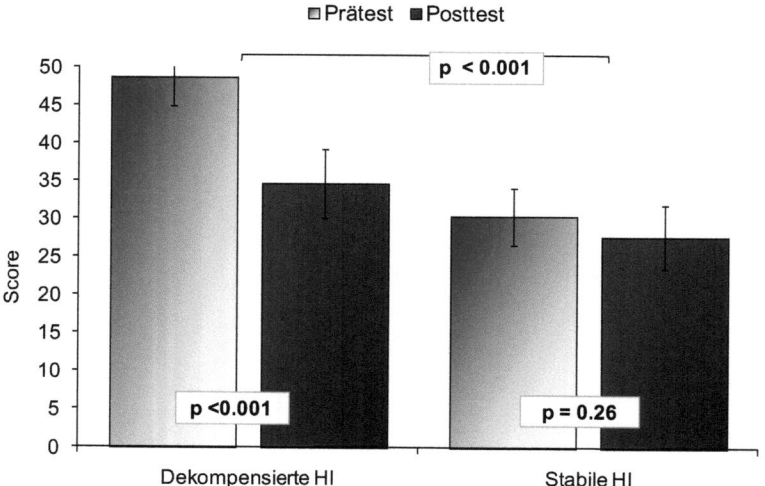

Abbildung 14: Gesamtscore des Minnesota Living With Heart Failure Fragebogens für die dekompensierten und stabilen herzinsuffizienten Patienten und gesunden Probanden jeweils für Prä- und Posttest. Die Balken zeigen Standardfehler.

4.4 Vergleich rekompensierter und stabiler chronischer Herzinsuffizienz

III Unterscheiden sich die rekompensierten Patienten von stabil chronisch herzinsuffizienten Patienten und der gesunden Kontrollgruppe hinsichtlich Kognition, Depressivität und Lebensqualität?

Kognitive Leistungsfähigkeit in den Gruppen im Posttest:

Gedächtnis:

Für alle Subkomponenten des Gedächtnisses (Kurzzeit- ($F(2,57)=7.15$, $p<0.01$) und Arbeitsgedächtnis ($F(2,57)=21.28$, $p<0.0001$) sowie episodisches Gedächtnis ($F(2,57)=11,15$, $p< 0.0001$) zeigen sich signifikante Gruppenunterschiede. In der *Kurzzeitgedächtnisaufgabe* wird nach einer post-hoc Analyse deutlich, dass sich die dekompensierten Patienten nach Rekompensation nicht mehr von stabilen herzinsuffizienten Patienten unterscheiden ($p=0.13$), der Unterschied zu den gesunden Probanden aber nach wie vor signifikant wird ($p<0.01$). In der *Arbeitsgedächtnisaufgabe* zeigen sich keine Unterschiede mehr zwischen beiden Patientengruppen ($p=0.40$), nach wie vor allerdings unterscheiden sich die Leistungen der beiden Patientengruppen hochsignifikant von den gesunden Probanden ($p<0.0001$). Bei der *episodischen Gedächtnisaufgabe* zeigen gesunde Probanden erheblich bessere Leistungen verglichen mit rekompensierten ($p<0.0001$) und stabil herzinsuffizienten Patienten ($p<0.01$). Dekompensierte Patienten nach Rekompensation unterscheiden sich nicht von stabil herzinsuffizienten Patienten ($p=0.69$).

Verarbeitungsgeschwindigkeit:

Im Zahlensymboltest wird der Gruppeneffekt signifikant ($F(2,57)=13,65$, $p<0.001$). Dekompensierte Patienten unterscheiden sich nach Rekompensation nicht mehr von stabilen herzinsuffizienten Patienten ($p=0.79$). Die beiden Patientengruppen jedoch zeigen nach wie vor erheblich verlangsamte Reaktionszeiten verglichen mit alters- und geschlechtsparallelisierten Gesunden ($p<0.0001$).

Exekutive Kontrolle:

Im Farbe Wort Interferenztest wird der Gruppeneffekt sowohl hinsichtlich der Zeit, die zum Stoppen einer eigentlich dominanten Reaktion und zur Initiierung einer neuen Handlung erforderlich ist (=Interferenzeffekt) ($F(2,57)=9,08$, $p<0.0001$), als auch hinsichtlich der insgesamt produzierten Fehler ($F(2,57)=13,23$, $p<0.0001$) signifikant. Dekompensierte herzinsuffiziente Patienten unterscheiden sich nicht mehr von stabil herzinsuffizienten Patienten hinsichtlich des Interferenzeffekts ($p=0.10$). Der Unterschied in den Fehlerzahlen bleibt auch im Posttest signifikant ($p<0.05$). Gesunde Probanden haben eine bessere Handlungskontrolle als rekompensierte Patienten ($p<0.01$).

Fluide Intelligenz:
Der Gruppenunterschied im Raven Matritzentest wird erneut signifikant ($F(2,57)=6.70$, $p<0.01$). Posthoc Analysen zeigen, dass die beiden Patientengruppen sich im logischen Denken nach wie vor nicht unterscheiden ($p=0.82$). Die Gesunden zeigen eine deutlich bessere Leistung als rekompensierte ($p<0.05$) und stabil herzinsuffiziente Patienten ($p<0.01$).

Depressivität und Lebensqualität:
Depressivität: Die Ergebnisse bestätigen einen signifikanten Gruppeneffekt ($F(2,57)=7,36$, $p<0.001$). Gesunde Probanden haben deutlich niedrigere Depressivitätswerte als die Patientengruppen ($p<0.05$). Dekompensierte Patienten nach Rekompensation unterscheiden sich im Posttest nicht von stabil herzinsuffizienten Patienten.
Lebensqualität: Rekompensierte Patienten unterscheiden sich nicht mehr von stabil herzinsuffizienten Patienten hinsichtlich ihrer selbst eingeschätzten Lebensqualität im Posttest ($p=0.26$).

Für einen Überblick über die Ergebnisse der einzelnen Gruppen in den kognitiven und psychologischen Testverfahren im Posttest siehe Tabelle 5.

Tabelle 5: Ergebnisse der kognitiven und psychologischen Testverfahren der Patienten mit dekompensierter und stabiler chronischer Herzinsuffizienz sowie der Kontrollgruppe im Posttest

Gruppe	Rekompensierte HI A (n=20)	Stabile HI B (n=20)	p AvsB	Kontrolle C (n=20)	p vs A	p vs B
Variable						
Gedächtnis						
Logisches Gedächtnis II	13.00 (4.22)	14.05 (4.14)	0.70	18.50 (2.80)	<0.0001	<0.01
Zahlenspanne-Vorwärts	7.60 (1.14)	8.65 (2.01)	0.13	9.50 (1.50)	<0.01	0.29
Zahlenspanne-Rückwärts	5.45 (1.76)	6.25 (2.27)	0.40	9.25 (1.45)	<0.0001	<0.0001
Verarbeitungsgeschwindigkeit						
Zahlensymboltest	35.15 (12.91)	38.70 (12.56)	0.79	54.50 (10.48)	<0.0001	<0.0001
Exekutive Kontrolle						
Stroop Aufgabe, Interferenzeffekt (ms)	39.42 (19.44)	28.14 (12.62)	0.10	19.42 (6.78)	<0.0001	0.11
Stroop Aufgabe, Fehler	2.90 (2.22)	1.30 (1.59)	<0.01	0.26 (0.45)	<0.0001	0.15
Intelligenz						
Raven Matritzentest	7.25 (2.40)	7.00 (2.05)	0.82	9.30 (1.81)	<0.05	<0.01
Depression						
Beck Depressionsinventar	7.90 (6.46)	10.15 (5.87)	0.56	3.55 (3.49)	<0.05	<0.01
Lebensqualität						
Minnesota Living With Heart Failure Questionnaire	34.63 (19.96)	27.75 (18.71)	0.75	/		

P-Werte der univariaten Varianzanalysen

5 Diskussion

Die vorliegenden Untersuchungsbefunde belegen erstmalig den Effekt einer Rekompensation auf die kognitive Leistungsfähigkeit dekompensierter Patienten mit schwerer chronischer Herzinsuffizienz. Patienten mit dekompensierter chronischer Herzinsuffizienz sind im Vergleich zu stabil herzinsuffizienten Patienten erheblich mehr in Gedächtnisleistungen, Verarbeitungsgeschwindigkeit und exekutiver Kontrolle beeinträchtigt. Eine medikamentöse Rekompensation mittels Diuretika, Vasodilatatoren und positiv inotrop wirksamen Substanzen führt zu einer Leistungssteigerung auf das Niveau stabil herzinsuffizienter Patienten. Patienten mit stabiler chronischer Herzinsuffizienz zeigen - verglichen mit einer alters- und geschlechtsparallelisierten gesunden Kontrollgruppe - keine generellen, sondern spezifische kognitive Beeinträchtigungen. Vor allem betroffen sind multiple Gedächtnisfunktionen, Verarbeitungsgeschwindigkeit und logisches Denken.

5.1 Ursachen kognitiver Dysfunktionen

Als Ursache kognitiver Funktionsstörungen bei Patienten mit Herzinsuffizienz muss eine multifaktorielle Ätiopathogenese diskutiert werden. Eine cerebrale Minderperfusion wie auch cerebrale Infarkte infolge kardialer Embolien werden als Ursachen der Leistungsstörungen beschrieben (Clark AP et al., 2006, Alves TC et al., 2006, Georgiadis D et al., 2000). Die Häufigkeit des Auftretens von Vorhofflimmern bei einer akuten Dekompensation liegt bei 20 bis 35% (DiMarco, 2010; Adams et al., 2005). In der vorliegenden Studie konnte eine signifikant häufigere Prävalenz von Vorhofflimmern bei Patienten mit dekompensierter chronischer Herzinsuffizienz verglichen mit Patienten mit stabiler Herzinsuffizienz nachgewiesen werden, was für eine höhere Wahrscheinlichkeit eines stattgehabten kardial embolischen Schlaganfalls bei diesen Patienten spricht.

Der Zusammenhang zwischen hypotonen Blutdrucksituationen und kognitiver Dysfunktion wird in der Literatur häufig diskutiert (Clark et al., 2006). In der vorliegenden Studie unterscheiden sich dekompensierte Patienten mit chronischer Herzinsuffizienz nicht signifikant von stabil herzinsuffizienten Patienten hinsichtlich ihres mittleren systolischen und diastolischen Werts.

Allerdings wurden die dekompensierten Patienten mit Katecholaminen und Inotropika behandelt, was bekanntlich zu einer Blutdrucksteigerung führen kann.

Der in der vorliegenden Studie beobachtete Zusammenhang zwischen der linksventrikulären Pumpfunktion und der Kognition bei Patienten mit Herzinsuffizienz ist im Einklang mit Befunden von Almeida et al. (2001). In der aktuellen Studie korreliert die EF als Maß für die linksventrikuläre systolische Pumpfunktion hochsignifikant mit allen eingesetzten kognitiven Aufgaben. Die vorliegende Studie weist zudem einen Zusammenhang zwischen NT-proBNP und Kognition nach. Die Rolle inflammatorischer Prozesse im Hinblick auf die Kognition und das Risiko einer dementiellen Entwicklung wird diskutiert (Owbny, 2010). Kuo et al. (2005) wiesen in ihrer Metaanalyse, in die sie Studien mit Probanden mit kognitiver Dysfunktion einschlossen und über einen Zeitraum von mindestens 8 Jahren nachbeobachteten, hohe CRP – Konzentrationen als Prädiktoren für eine Verschlechterung der Kognition und Entwicklung einer Demenz nach. Die signifikante Erhöhung des C-reaktiven Proteins bei Patienten mit dekompensierter chronischer Herzinsuffizienz in der vorliegenden Studie, sowie der signifikante Zusammenhang zwischen CRP, Gedächtnisleistungen, Verarbeitungsgeschwindigkeit und exekutiver Kontrolle liefern Hinweise auf einen Zusammenhang zwischen inflammatorischen Prozessen und Kognition. Neben den umschriebenen möglichen pathophysiologischen Mechanismen beeinflusst auch das Alter das Ausmaß kognitiver Einschränkungen bei Herzinsuffizienz (Cacciatore et al., 1998; Qiu et al., 2006). Das Alter hat in der aktuellen Studie einen signifikanten Effekt auf episodische und Arbeitsgedächtnisleistungen, exekutive Kontrolle, Verarbeitungsgeschwindigkeit und fluide Intelligenz. Die Gruppenunterschiede erklären sich allerdings nicht durch das Alter.

5.2 Konsequenzen kognitiver Dysfunktion

Bei Patienten mit chronischer Herzinsuffizienz ist ein adäquates Symptom- Monitoring beeinträchtigt, so dass körperliche Symptome nicht frühzeitig wahrgenommen und interpretiert werden können (Dickson et al., 2007; Riegel et al., 2008, 2009). Als mögliche Ursache können kognitive Dysfunktionen vermutet werden. Die Befunde der vorliegenden Studie zeigen eine deutlich verlangsamte Verarbeitungsgeschwindigkeit schwer herzinsuffizienter Patienten und deren Unfähigkeit sich schnell an wechselnde Umweltbedingungen anzupassen. Bei Patienten mit dekompensierter chronischer Herzinsuffizienz imponieren diese Beeinträchtigungen noch deutlicher. Die Unfähigkeit der schnellen Wahrnehmung und Interpretation beeinflusst maßgeblich das Reaktionsverhalten sowie das Krankheitsmanagement, was ein eingeschränktes Symptom-Monitoring mit sich bringt. Fehler in der Detektion körperlicher Symptome und in der Reaktion auf diese führen folglich zu falschen Entscheidungsprozessen und tragen primär zu akuten Hospitalisierungen bei herzinsuffizienten Patienten bei (Bennett et al., 1998). Beginnende Symptome einer Dekompensation (Atembeschwerden, Beinödeme, Aszites) werden somit nicht mehr rechtzeitig erkannt und richtig interpretiert, so dass es zu einer verspäteten Konsultation des Arztes, bis hin zu einer notfallmäßigen Aufnahme in die Klinik kommt.

Kognitive Dysfunktionen beeinflussen zudem Compliance und Adhärenz, welche wiederum Auswirkungen auf die Hospitalisierungs- und Sterblichkeitsrate haben (Gehi et al., 2007; Granger et al., 2005, Sokol et al., 2005). In der CHARM-Studie (Candesartan in Heart failure: Assessment of Reduction in Mortality and Morbidity) konnte gezeigt werden, dass – unabhängig von der Gabe eines Placebos oder Verums - eine gute Adhärenz (Medikamenteneinnahme > 80%) mit einem geringeren Sterblichkeitsrisiko assoziiert war (Granger et al., 2005). Wasserfallen et al. (2003) stellten heraus, dass nur 1/3 aller Medikamente von über 75-Jährigen regelmäßig eingenommen werden. Eine Mehrfachverordnung unterschiedlicher Präparate senkte die Adhärenz (Claxton et al., 2001). Aufgrund der immer älter werdenden Bevölkerung und der steigenden Anzahl chronischer Erkrankungen, sollte die Adhärenz unter besonderer Berücksichtigung möglicher kognitiver Dysfunktionen betrachtet werden. In der vorliegenden Arbeit wurden Defizite in Arbeitsgedächtnis- und episodischen Gedächtnisleistungen bei dekompensierten und stabil chronisch herzinsuffizienten Patienten nachgewiesen: Faktoren, welche die Adhärenz beeinflussen und erklären können. Nonadhärenz sollte somit nicht ausschließlich als mangelnde Kooperationsbereitschaft und mangelndes Vertrauen interpretiert werden, sondern kann auch in objektiv feststellbaren Gedächtnisdefiziten begründet sein.

5.3 Bedeutung für die klinische Praxis

Aufgrund der weitreichenden Folgen kognitiver Dysfunktionen bei Patienten mit chronischer Herzinsuffizienz ist es ratsam, Familienangehörige mit in den Behandlungsverlauf zu involvieren und zu beraten (Riegel et al., 2009). Nach einer Metaanalyse von McAlister et al. (2001) reduzierten spezielle Schulungsprogramme durch Ärzte und Pflegepersonal zur Krankheitsbewältigung das relative Risiko einer erneuten Hospitalisierung aufgrund einer

Herzerkrankung um 34%. Psychoedukative Interventionsprogramme speziell für Patienten mit chronischer Herzinsuffizienz und ihre Angehörigen erscheinen sinnvoll, um weitere Hospitalisierungen aufgrund einer Dekompensation zu vermeiden. Die Verblisterung von Medikamenten ist aufgrund der beobachteten Gedächtnisschwierigkeiten eine effektive Methode die Adhärenz der Patienten zu unterstützen, die Zahl der Rehospitalisierungen und Sterblichkeit zu reduzieren und Kosten zu senken (Sondergaard et al., 2006). Eine positive Beeinflussung des Krankheitsverlaufs kann zudem durch regelmäßige Visiten als auch durch Telefonmonitorings erfolgen (Gurwitz et al., 2009; Wei et al., 2007; Wu et al., 2008).

5.4 Ausblick

Fraglich ist, inwieweit - und durch welche Maßnahmen - kognitive Dysfunktionen bei Patienten mit stabiler chronischer Herzinsuffizienz reversibel sind. Erste Befunde sprechen für eine positive Beeinflussung der Kognition herzinsuffizienter Patienten durch körperliches Funktionstraining (Etnier et al., 1997; Flynn et al., 2009; Hillman et al., 2008; Tanne et al., 2005). Bei Patienten mit Schizophrenie zeigten sich nach körperlichem Training Volumenänderungen des Hippocampus, der relevant ist für Gedächtnisfunktionen (Pajonk et al., in press.). Im Gegensatz zu körperlichem Training wurde kognitives Training bis dato ausschließlich bei gesunden Probanden durchgeführt (Basak et al., 2008; Karbach et al., 2009; Klauer, 2001; Kramer et al., 2002; Kray et al., 2004 & 2008; Verhaegen et al., 1993). Die Frage, ob herzinsuffiziente Patienten von kognitivem Training und verhaltenstherapeutischen Interventionen profitieren, bleibt durch weitere Studien zu beantworten. Daneben sollten auch neue medikamentöse Therapieansätze überprüft werden. Erste Studien zur Beeinflussbarkeit psychologischer Parameter durch medikamentöse Interventionen liefern vielversprechende Ergebnisse: Eine intravenöse Eisengabe führte bei herzinsuffizienten Patienten über eine verbesserte kardiale Funktionsfähigkeit zu einer verbesserten selbst eingeschätzten Lebensqualität (Anker et al. 2009).

5.5 Grenzen der Studie

Da ausschließlich der Zeitraum zwischen Dekompensation und Rekompensation bei Patienten mit Herzinsuffizienz erfasst wurde, liefert diese Studie keine Hinweise auf den Langzeitverlauf der Kognition bei diesen Patienten. In weiteren Follow-up Untersuchungen sollte die Beziehung zwischen dem Ausmaß der Herzschwäche, den Ergebnissen in den Leistungstests, der

Regelmäßigkeit der Medikamenten-einnahme, der Anzahl der Krankenhausaufenthalte weiter untersucht werden. Gegebenenfalls wird es dadurch möglich, Faktoren zu identifizieren, welche interindividuelle Unterschiede im Krankheitsverlauf erklären können. Diskutiert werden muss auch die Tatsache, dass die Untersuchung der dekompensierten Patienten ausschließlich auf einer Intensivstation stattfand. Die Experimentalgruppe war dadurch erheblich mehr äußeren Einflüssen und Störfaktoren (Interferenzen) ausgesetzt als die beiden Kontrollgruppen. Da die durchschnittliche Testzeit bei den dekompensierten chronisch herzinsuffizienten Patienten etwa 2-3 Stunden (inklusive Pausen) und bei den stabil chronisch herzinsuffizienten etwa 1½-2 Stunden betrug, wurde bei dem Farbe – Wort – Interferenztest wie auch bei dem Raven Matritzentest eine Kurzversion verwendet. Zwar ergibt sich durch das Kürzen des Stimulusmaterials eine reduzierte Reliabilität der Verfahren, jedoch ließ der hohe Erschöpfungsgrad der schwer kranken Patienten eine noch länger andauernde Testung nicht zu. Unklar bleibt, welchen hämodynamischen Mechanismen die kognitive Beeinträchtigung der schwer herzinsuffizienten Patienten unterliegt. Weitere Studien sind erforderlich, die zum Beispiel die Rolle der Sauerstoffsättigung im Blut, des Herzzeitvolumens sowie inflammatorischer Prozesse untersuchen, um physiologische Erklärungen zu finden, welche die kognitiven Beeinträchtigungen erklären.

5.6 Zusammenfassung

Dekompensierte herzinsuffiziente Patienten zeigen erhebliche Beeinträchtigungen in ihrer kognitiven Leistungsfähigkeit. Eine medikamentöse Rekompensation führt zu einer signifikanten Verbesserung auf das Niveau stabil chronisch herzinsuffizienter Patienten. In der vorliegenden Studie konnte der Befund einer verminderten neuropsychologischen Funktionsfähigkeit stabil herzinsuffizienter Patienten repliziert werden. Kognitive Beeinträchtigungen führen zu einer deutlich reduzierten selbsteingeschätzten Lebensqualität und mangelndem Krankheits-management, welche wiederum in ansteigenden Gesundheitskosten, erhöhten Arbeitsunfähigkeitszeiten, erhöhten Hospitalisierungs- und Sterblichkeitsraten resultieren. Die Entwicklung eines kognitiven Schnelltests zur Identifikation von Risikopatienten für weitere Dekompensationen ist von besonderer Bedeutung. Hieraus kann möglicherweise die Initiierung spezifischer therapeutischer Strategien und psychoedukativer Interventionen abgeleitet werden, die das Gesundheitsverhalten und Krankheitsmanagement der Patienten mit Herzinsuffizienz verbessern und zu einer Kostensenkung beitragen.

6 Literatur

Adams KF, Fonarow GC, Emerman CL, LeJemtel TH, Costanzo MR, Abraham WT, Berkowitz RL, Galvao M, Horton DP (2005) Characteristics and outcomes of patients hospitalized for heart failure in the United States: rationale, design, and preliminary observations from the first 100,000 cases in Acute Decompensated Heart Failure National Registry (ADHERE). American Heart Journal 149_209-216.

Almeida OP, Flicker L (2001) The mind of a failing heart: a systematic review of the association between congestive heart failure and cognitive functioning. Internal Medicine Journal 31: 290-295

Almeida OP, Tamai S (2001) Congestive heart failure and cognitive functioning amongst older adults. Arquivos de Neuro-Psiquiatria 59: 324-9

Alves T, Rays J, Rays J, Telles R, Renério FJ, Wajngarten M, Romano BW, Watanabe C, Busatto G (2007) Effects of antidepressant treatment on cognitive performance in elderly subjects with heart failure and comorbid major depression. Psychosomatics 48: 22-30

Alves TC, Busatto GF (2006) Regional cerebral blood flow reductions, heart failure and Alzheimer's disease. Neurological Research 28: 579-87

Alves TC, Rays, Fraguas R, Wajngarten M, Meneghetti JC, Prando S, Busatto GF (2005) Localized cerebral blood flow reductions in patients with heart failure: a study using 99mTc-HMPAO SPECT. Journal of Neuroimaging 15: 150-6

Angermann CE, Gelbrich G, Störk S, Fallgatter A, Deckert J, Faller H, Ertl G; MOOD-HF Investigators (2007): Rationale and design of a randomised, controlled, multicenter trials investigating the effects of selective serotonin re-uptake inhibition on morbidity, mortality and mood in depressed heart failure patients (MOOD-HF). European Journal of Heart Failure 9: 1212-22

Anker SD, Colet JC, Filippatos G, Willenheimer R, Dickstein K, Drexler H, Lüscher TF, Bart B, Banasiak W, Niegowska J, Kirwan BA, Mori C, von Eisenhart Rothe B, Pocock SJ, Poole-Wilson PA, Ponikowski P (2009) Ferric Carboxymaltose in Patients with Heart Failure and Iron Deficiency.The New England Journal of Medicine 361:1-13

Baddeley A (1992) Working memory. Science 255: 556-559

Baddeley A (1996) Exploring the central executive. The Quarterly Journal of Experimental Psychology 49:5-28

Baltes PB, Lindenberger U, Staudinger UM (1998) Life-span theory in developmental psychology. In Lerner, R. M. (Ed.), Theoretical models of human development (5th ed., Vol. 1) (pp. 1029-1143). New York: Wiley.

Barth J, Schumacher M, Herrmann-Lingen C (2004) Depression as a Risk Factor for Mortality in Patients With Coronary Heart Disease: A Meta-analysis. Psychosomatic Medicine 66: 802-813

Basak C, Boot WR, Voss MW, Kramer AF (2008) Can training in a real-time strategy video game attenuate cognitive decline in older adults? Psychology and Aging 23: 765-777

Bäumler G (1984) Handanweisung zum Farbe-Wort-Interferenztest (FWIT) nach J.R. Stroop. 1984. Hogrefe Testzentrale, Göttingen

Bennett SJ, Baker SL, Huster GA. (1998) Quality of life in women with heart failure. Health Care for Women International 19: 217-29

Bennett S, Huster G, Baker S, Milgrom LB, Kirchgassner A, Birt J, Pressler ML. (1998) Characterization of the precipitants of hospitalization for heart failure decompensation. American Journal of Critical Care 7:168-74

Bennett SJ, Sauvé MJ (2003) Cognitive Deficits in Patients With Heart Failure: A Review of the Literature. Journal of Cardiovascular Nursing 18: 219-242

Bennett SJ, Sauve MJ, Shaw RM. (2005) A conceptual model of cognitive deficits in chronic heart failure. Journal of Nursing Scholarship 37: 222-8

Böhm M, Kindermann I (2005) Does angiotensin-converting-enzyme inhibitor therapy improve cognitive function in heart failure patients? Nature Clinical Practice Cardiovascular Medicine 2:448-9

Brehmer Y, Li SC, Müller V, von Örtzen T, Lindenberger U (2007) Memory plasticity across the life span: Uncovering children's latent potential. Developmental Psychology 43: 465-478

Burkart C, Turina J, Lüscher TF, Hellermann JP (2006) Lebensqualität von ambulanten kardiologischen Patienten einer Universitätsklinik. Kardiovaskuläre Medizin 9: 68-76

Cacciatore F, Abee P, Ferrara N, Calabrese C, Napoli C, Maggi S, et al. (1998) Congestive heart failure and cognitive impairment in an older population. Journal of American Geriatrics Society 46: 1343-1348

Cepeda NJ, Kramer AF, Gonzalez de Sather JCM (2001) Changes in executive control across the life span: examination of task switching performance. Developmental Psychology 37: 715-730

Cerejeira J, Firmino H, Vaz-Serra A, Mukaetova-Ladinska EB (2010) The neuroinflammatory hypothesis of delirium. Acta neuropathologica 119:737-754

Clarc AP, McDougall G (2006) Cognitive impairment in heart failure. Dimensions of Critical Care Nursing 25:93-100

Claxton AJ, Cramer J, Pierce C (2001) A systematic review of the associations between dose regiments and medication compiance. Clinical Therapy 23: 1296-1310

Conti JB, Sears SF (2007) Cardiac Resynchronization Therapy: Can we make our heart failure patients smarter? Transactions of the American Clinical and Climatological Association 118: 153-164

Deshields TL, McDonough EM, Mannen RK, Miller LW (1996) Psychological and cognitive status before and after heart transplantation. General Hospital Psychiatry 18: 62-69

Dickson VV, Tkacs N, Riegel B (2007) Cognitive influences on self-care decision making in persons with heart failure. American Heart Journal 154: 424-431

Dickstein KA, Cohen-Solal A, Filippatos G, McMurray JJV, Ponikowski P, Poole-Wilson PA, et al. (2008) ESC Guidelines for the diagnosis and treatment of acute and chronic heart failure 2008: the Task Force for the Diagnosis and Treatment of Acute and Chronic Heart Failure 2008 of the European Society of Cardiology. Developed in collaboration with the Heart Failure Association of the ESC (HFA) and endorsed by the European Society of Intensive Care Medicine (ESICM). European Heart Journal 29: 2388-442

DiMarco JP (2010). Atrial fibrillation and acute decompensated heart failure. Circulation Heart Failure 2:72-73.

Dixit NK, Vazquez LD, Cross NJ, Kuhl EA, Serber ER, Kovacs A, Dede DE, Conti JB, Sears SF (2010) Cardiac Resynchronization Therapy: A Pilot Study Examining Cognitive Change in Patients Before and After Treatment. Clinical Cardiology 33:84-88

Etnier JR, Salazar W, Landers DM, Petruzzello SJ, Han M, Nowell P (1997) The influence of physical fitness and exercise upon cognitive functioning: a meta-analysis. Journal of Sport and Exercice Psychology 19: 249-277

Fischer D, Kindermann I, Köllner V, Böhm M (2009) Kognitive Einschränkungen bei Herzinsuffizienz. Herzmedizin. 26: 63-68

Flynn KE, Piña IL, Whellan DJ, Lin L, Blumenthal JA, Ellis SJ, Fine LJ, Howlett JG, Keteyian SJ, Kitzman DW, Kraus WE, Miller NH, Schulman KA, Spertus JA, O'Connor CM, Weinfurt KP (2009) Effects of Exercise Training on Health Status in Patients With Chronic Heart Failure: HF-ACTION Randomized Controlled Trial. JAMA 301:1451-1459

Frasure-Smith N, Lespérance F, Gravel G, Masson A, Juneau M, Talajic M, Bourassa MG (2000) Social support, depression, and mortality during the first year after myocardial infarction. Circulation 101:1919-24

Georgiadis D, Sievert M, Cencetti S, Uhlmann F, Krivokuca M, Zierz S, Werdan K (2000) Cerebrovascular reactivity is impaired in patients with cardiac failure. European Heart Journal 21: 407-413

Gazzaniga MS, Ivry R, Mangun GR (2008) Cognitive Neuroscience: The Biology of the Mind. W.W. 3rd Edition Norton

Gehi AK, Ali S, Na B, Whooley MA (2007) Self-reported medication adherence and cardiovascular events in patients with stable coronary heart disease: the heart and soul study. Archives of Internal Medicine 167: 1798-1803

Granger BB, Swedberg K, Ekman I, Granger CB, Olofsson B, McMurray JJV, Yusuf S, Michelson EL, Pfeffer MA (2005) Adherence to candesartan and placebo and outcomes in chronic heart failure in the CHARM programme: doubleblind, randomised, controlled c inical trial. Lancet 366: 2005-2011

Gruhn N, Larsen FS, Boesgaard S, Knudsen M, Mortensen S, Thomesen, Aldershvile J (2001) Cerebral Blood Flow in Patients With Chronic Heart Failure Before and After Heart Transplantation. Stroke 32:2530-2533

Grubb NR, Simpson C, Fox KAA (2000) Memory function in patients with stable, moderate to severe cardiac failure. American Heart Journal 140:e1

Gurwitz JH, Field TS, Harrold LR, Rothschild J, Debellis K, Seger AC, Cadoret C, Fish LS, Garber L, Kelleher M, Bates DW (2003) Incidence and Preventability of Adverse Drug Events Among Older Persons in the Ambulatory Setting. JAMA 289: 1107-1116

Hautzinger M, Keller F, Kühner C (2006) BDI-II; Beck Depressions-Inventar Revision. Harcourt Test Services: Frankfurt am Main

Heller KA, Kratzmeier H, Lengfelder A: Handanweisung zum Matritzen Test (1996) Beltz Test

Henry WL, DeMaria A, Gramiak R, King DL, Kisslo JA, Popp RL, sahn DJ, Schiller NB, Tagik A, Teichholz LE, Weyman AE (1980) Report of the American Society of Echocardiography Committee on nomenclature and standards in two-dimensional echocardiography. Circulation 62:212-217

Heuer HO, Heuer S, Lennecke K (1999) Compliance in der Arzneitherapie. Von der Non-Compliance zu pharmazeutischer und medizinischer Kooperation. Wissenschaftliche Verlagsgesellschaft, Stuttgart

Hillman CH, Erickson KI, Kramer AF (2008) Be smart, exercise your heart: exercise effects on brain and cognition. Nature 9: 58-65

Karbach J, Kray, J (2009) How useful is executive control training? Age differences in near and far transfer of task-switching training. Developmental Science 12:978-90

Kessler J, Calabrese P, Kalbe E, Berger F (2000) A new screening method to support diagnosis of dementia. Psychotherapie 26: 343-347

Klauer KJ (2001) Handbuch Kognitives Training. Göttingen: Hogrefe.

Kramer AF, Kray J (2006) Aging and divided attention. In E. Bialystok, & F. I. M. Craik (Eds.), Lifespan Cognition: Mechanisms of Change (pp. 57-69). Oxford, U.K.: Oxford University Press

Kramer AF & Willis SL (2002) Enhancing the cognitive vitality of older adults. Current Directions in Psychological Science 11: 173-176

Kray J, Eber J, Lindenberger U (2004) Age differences in executive functioning across the lifespan: The role of verbalization in task preparation. Acta Psychologica 115, 143-165

Kray, J, Eber J, Karbach J (2008) Verbal self-instructions in task switching: A compensatory tool for action-control deficits in childhood and old age? Developmental Science 11:223-236

Kuo HK, Yen CJ, Chang CH, Kuo CK, Chen JH, Sorond F (2005) Relation of C-reactive protein to stroke, cognitive disorders, and depression in the general population: a systematic review and meta-analysis. Lancet Neurology 4:371-380

Ladwig KH, Lederbogen F, Völler H, Albus C, Herrmann-Lingen C, Jordan J, Köllner V, Jünger J, Lange H, Fritzsche K (2008) Positionspapier zur Bedeutung von psychosozialen Faktoren in der Kardiologie. Kardiologe 2:274–287

Lindenberger U (2000) Intellektuelle Entwicklung über die Lebesspanne: Überblick und ausgewählte Forschungsschwerpunkte. Psychologische Rundschau 51:135-145

Lockwood KA, Alexopoulos GS & van Gorp WG (2002) Executive Dysfunction in Geriatric Depression. American Journal of Psychiatry 159: 1119-1126

Malloy CR (2001) Correlation of cerebral metabolites with clinical outcome among patients with severe congestive heart failure. Circulation 103: 2771-2772

Markowitsch HJ, Welzer H (2005) Das autobiographische Gedächtnis. Hirnorganische Grundlagen und biosoziale Entwicklung. Klett, Stuttgart

McAlister F, Lawson F, Teo K, Armstrong PW (2001) A systematic review of randomized trials of disease management programs in heart failure. American Journal of Medicine 110:378-84

Millán-Calenti JC, Tubio J, Pita-Fernanández S, González-Abraldes I, Lorenzo T, Maseda A (2009) Prevalence of Cognitive Impairment: Effects of Level of Education, Age, Sex and Associated Factors. Dementia and Geriatric Cognitive Disorders 28:455-460

Ownby RL (2010) Neuroinflammation and Cognitive Aging. Current Psychiatry Reports 12:39-45.

Pajonk FG, Wobrock T, Gruber O, Scherk H, berner D, Kaizl I, Kierer A, Müller S, Oest M, Meyer T, Backens M, Schneider-Axmann T, Thornton AE, Honer WG, Falkai P.
Hippocampal plasticity in response to exercise in schizophrenia. Archives of General Psychiatry, in press

Park DC, Payer D (2006) Working memory across the adult lifespan. In Bialystok, E., & F. Craik (Eds.), Lifespan Cognition: Mechanisms of Change (pp.128-142). Oxford. University Press: New York

Pullicino PM, Hart J (2001) Cognitive impairment in congestive heart failure? Embolism versus hypoperfusion. Neurology 57:1945-1946

Qiu C, Winblad B, Marengoni A, Klarin I, Fastborn J, Fratiglioni L (2006) Heart failure and risk of dementia and Alzheimer disease. Archives of Internal Medicine 166: 1003-1008

Rafanelli C, Milaneschi Y, Roncuzzi R (2009) Minor depression as a short-term risk factor in outpatients with congestive heart failure. Psychosomatics 50::493-9

Raven JC (1988). Standard Progressive Matrices. Weinheim: Beltz.
Reigel B, Bennett JA, Davis A (2002) Cognitive Impairment in heart failure: issues of measurement and etiology. American Journal of Critical Care 11: 520-528

Rector TS, Kubo SH, Cohn JN (1987) Patient's self assessment of their congestive heart failure. Part 2: Content, reliability and validity of a new measure, the Minnesota Living with Heart Failure questionnaire. Heart Failure Oct/Nov 192-196

Rector TS (2005). A conceptual model of the quality of life in relation to heart failure. Journal of Cardiac Failure 11:173-176

Riegel B, Dickson VV (2008) A situation-specific theory of heart failure self-care. Journal of Cardivascular Nursing 23: 190-196

Riegel B, Moser DK, Anker SD, Appel LJ, Dunbar SB, Grady KL, Gurvitz MZ, Havranek EP, Lee CS, Lindenfeld JA, Peterson PN, Pressler SJ, Schocken DD, Whellan DJ (2009) State of the Science: Promoting Self-Care in Persons With Heart Failure: A Scientific Statement From the American Heart Association. Circulation 120: 1141-1163

Rugulies R (2002) Depression as a predictor for coronary heart disease. A review and meta-analysis. American Journal of Preventive Medicine 23: 51-61

Saunamäki T, Himanen SL, Polo O, Jehkonen M (2009) Executive Dysfunction in Patients with Obstructive Sleep Apnea Syndrome. European Neurology 62: 237-242

Scheibler F (2004) Shared Decision-Making. Von der Compliance zur partnerschaftlichen Entscheidungsfindung, Verlag Hans Huber, Bern

Schmidt R, Fazekas F, Offenbacher H, Dusleag J, Lechner H (1991) Brain magnetic resonance imaging and neuropsychologic evaluation of patients with idiopathic dilated cardiomyopathy. Stroke 22:195-199

Singh TP, Givertz MM, Semigran M, Denofrio D, Costantino F, Gauvreau K (2010) Socioeconomic position, ethnicity, and outcomes in heart transplant recipients. American Journal of Cardiology 105: 1024-1029

Smith, E.E. & Jonides, J. (1999). Storage and executive processes in the frontal lobes. Science 283: 1657-1661

Sokol MC, McGuigan KA, Verbrugge RR, Epstein RS (2005) Impact of Medication Adherence on Hospitalization Risk and Healthcare Cost. Medical Care 43: 521-530

Sondergaard B, Gundgaard J, Sorensen J, Hansen EH (2006) Dose dispensed medicine and associated medicine in health care cost. Value in Health 9:A211

Spreen O & Strauss E (1998) A compendium of neuropsychological tests: Administration, norms, and commentary (2nd ed.). New York: Oxford Press

Stanek KM, Gunstad J, Pau RH, Poppas A, Jefferson AL, Sweet LH, Hoth KF, Haley AP, Forman DE, Cohen RA (2009) Longitudinal Cognitive Performance in Older Adults With Cardiovascular Disease: Evidence for Improvement in Heart Failure. Journal of Cardiovascular Nursing 24:192-197

Strandberg, T. E., K. H. Pitkala, et al. (2009) Predictors of mortality in home-dwelling patients with cardiovascular disease aged 75 and older. Journal of American Geriatric Society 57: 279-84

Stringhini S, Sabia S, Shipeley M, Brunner E, Nabi H, Kivimaki M, Singh-Manoux A (2010) Association of socioeconomic position with health behaviours and mortality. JAMA 303:1159-1166

Stroobant N & Vingerhoets G (2008) Depression, anxiety, and neuropsychological performance in coronary artery bypass graft patients: a follow-up study. Psychosomatics 49: 326-331

Tanne D, Freimark D, Amir P, Merzeliak O, Bruck B, Schwammenthal Y, Schwammenthal E, Motro M, Adler Y (2005) Cognitive functions in severe congestive heart failure before and after an exercise training program. International Journal of Cardiology 103:145-9

Tulving E (1985) How many memory systems are there? American Psychologist, 40: 385-398

van der Wal MH, Jaarsma T, et al. (2005) Non-compliance in patients with heart failure; how can we manage it? European Journal of Heart Failure 7: 5-17

Verhaeghen P, Marcoen A, Goossens L (1993) Improving memory performance in the aged through mnemonic training: a metaanalytic study. Psychology and Aging 7:242-251

Vogels RL, Oosterman JM, van Harten B, Scheltens P, van der Flier WM, Schroeder-Tanka JM, Weinstein HC (2007) Profile of cognitive impairment in chronic heart failure. Journal of American Geriatric Society 55: 1764-70

Vogels RL, Scheltens R, Schoreder-Tanka JM, Weinstein HC (2007) Cognitive impairment in heart failure: a systematic review of literature. European Journal of Heart Failure 9: 440-449

Vogels RLC, Oosterman JM, van Harten B, Gouw AA, Schroeder-Tanka JM, Scheltens P, von der Flier WM, Weinstein HC (2007) Neuroimaging and correlates of cognitive function among patients with heart failure. Dementia and Geriatric Cognitive Disorders 24: 418-423

Wasserfallen JB, Bourgeois R, Bula C, Yersin B, Buclin T (2003) Composition and Cost of Drugs Stored at Home by Elderly Patients. The Annals of Pharmacotherapy 37: 731-737

Wechsler W (2006) Handanweisung zum Hamburg-Wechsler-Intelligenztest für Erwachsene (HAWIE). Bern, Switzerland: Huber

Wechsler W (1987) WMS-R: Wechsler Memory Scale - Revised (Manual). The Psychological Corporation, San Antonio

Wei L, MacDonald TM, Watson AD, Murphy MJ (2007) Effectiveness of two statin prescribing strategies with respect to adherence and cardiovascular outcomes: observational study. Pharmacoepidemiology and Drug Safety 16: 385-392

Wu JYF, Leung WYS, Chang S, Lee B, Zee B, Tong PCY, Chan JCN (2006) Effectiveness of telephone counselling by a pharmacist in reducing mortality in patients receiving polypharmacy: randomised controlled trial. British Medical Journal 333: 522-528

Zuccalà G, Onder G, Pedore C, Cocchi A, Carosella L, Cattel C, Carbonin PU, Bernabei R (2001) Cognitive dysfunction as a major determinant of disability in patients with heart failure: results from a multicenter survey: Journal of Neurology, Neurosurgery & Psychiatry 70:109-112

Zuccalà G, Onder G, Pedone C, Carosella L, Pahor M, Bernabei R, Cocchi A; GIFA-ONLUS Study Group (2001) Hypotension and cognitive impairment. Selective association in patients with heart failure. Neurology 57:1986-1992

7 Dank

Mein ganz besonderer Dank gilt Herrn Prof. Dr. med. Michael Böhm, der meine Arbeit durch hilfreiche Anregungen und konstruktive Kritiken betreut und vorangetrieben und mich stets gefördert hat. Dank gilt auch Herrn Prof. Dr. med. Volker Köllner, der mein Interesse für Psychokardiologie geweckt hat. Darüber hinaus bedanke ich mich herzlich bei Frau Oberärztin Dr. med. Ingrid Kindermann und Frau Dr. phil. Julia Karbach, die mich in allen Phasen dieser Arbeit sehr unterstützt haben. Ich danke auch allen Mitarbeitern der kardiologischen Stationen des Universitätsklinikums des Saarlandes - besonders Herrn PD Dr. med. Andreas Link. Schließlich danke ich von Herzen meiner Familie.

Diese Studie wurde durch die Herzstiftung, das Landesministerium für Bildung und Wissenschaft, das Homburger Forschungsförderungsprogramm (HOMFOR) und die Arbeitsgemeinschaft leitender kardiologischer Krankenhausärzte (ALKK) gefördert.

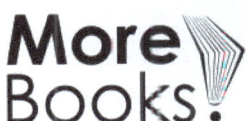

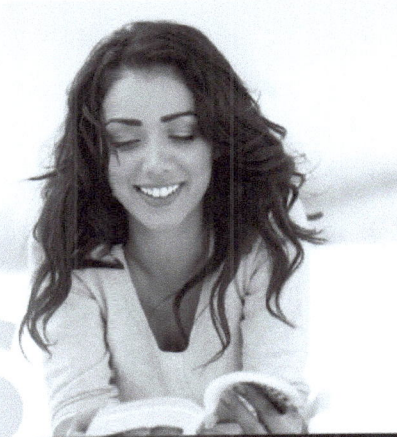

I want morebooks!

Buy your books fast and straightforward online - at one of world's fastest growing online book stores! Environmentally sound due to Print-on-Demand technologies.

Buy your books online at
www.morebooks.shop

Kaufen Sie Ihre Bücher schnell und unkompliziert online – auf einer der am schnellsten wachsenden Buchhandelsplattformen weltweit! Dank Print-On-Demand umwelt- und ressourcenschonend produziert.

Bücher schneller online kaufen
www.morebooks.shop

KS OmniScriptum Publishing
Brivibas gatve 197
LV-1039 Riga, Latvia
Telefax: +371 686 204 55

info@omniscriptum.com
www.omniscriptum.com

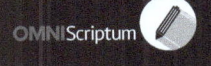

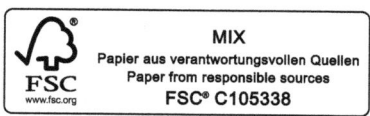

Printed by Books on Demand GmbH, Norderstedt / Germany